临床常见疾病护理理论与实践

杨希文 王 静 贾淑青 主编

黑龙江科学技术出版社

图书在版编目（CIP）数据

临床常见疾病护理理论与实践 / 杨希文, 王静, 贾淑青主编. -- 哈尔滨：黑龙江科学技术出版社，2022.3（2025.10 重印）
ISBN 978-7-5719-1279-6

Ⅰ.①临… Ⅱ.①杨… ②王… ③贾… Ⅲ.①常见病—护理学 Ⅳ.①R47

中国版本图书馆CIP数据核字(2022)第018572号

临床常见疾病护理理论与实践
LINCHUANG CHANGJIAN JIBING HULI LILUN YU SHIJIAN

编　者	杨希文　王　静　贾淑青
责任编辑	陈元长
封面设计	刘梦杏
出　版	黑龙江科学技术出版社
地　址	哈尔滨市南岗区公安街70-2号 邮编：150001
电　话	（0451）53642106 传真：（0451）53642143
网　址	www.lkcbs.cn　www.lkpub.cn
发　行	全国新华书店
印　刷	三河市元兴印务有限公司
开　本	787 mm × 1092 mm　1/16
印　张	9.75
字　数	165 千字
版　次	2022 年 3 月第 1 版
印　次	2025 年10月第 3 次印刷
书　号	ISBN 978-7-5719-1279-6
定　价	48.00 元

【版权所有，请勿翻印、转载】

编委会

主　编：杨希文　王　静　贾淑青

　　　　刘欣梅　李林娟　王秀芹

　　　　初丽娟

副主编：谭荣侠　嵇绍兵　高凤辉

　　　　罗　湘　陈爱丽　卓　鑫

　　　　徐海燕　傅月美　彭　双

　　　　贾　丽　史余娟

编委人员：孙　翠

前言

护理学是一门综合性的应用科学,在医学学科中占有重要的位置。随着社会的进步和科学技术的飞速发展,护理工作的整体水平取得了可喜的进步,并获得了一些水平较高的科研成果。临床护理随着现代医学与护理学的进步飞速发展,而临床护理积累的丰富经验又为护理学提供了新鲜的资料,形成了互相促进的良性循环。为了帮助广大护理人员了解近年来临床护理取得的成就和进展,加强学术交流,提高临床护理水平,我们编写了《临床常见疾病护理理论与实践》一书。

作为一名合格的护理工作者,不仅要有扎实的理论基础,还要不断学习新的知识,熟练掌握护理操作技能,了解护理学的新进展。只有不断地学习先进的技术和经验,才能不断地提高护理水平。本书向广大读者全面地介绍了护理方面的新知识、新理论、新观点、新技术,力求反映国际和国内护理的成果和经验。具体包括以下内容:生命体征的评估与护理、饮食护理、老年人的心理健康及精神护理、老年人的日常生活护理、老年人的安全用药与护理。本书有较强的科学性和实用性,有利于指导解决在护理工作中遇到的实际问题。

医学的发展日新月异,加上编者水平有限,书中难免存在错误及疏漏之处,敬请广大读者批评指正。

目 录

第一章 生命体征的评估与护理 ··· 1

第一节 体温的评估与护理 ··· 1

第二节 脉搏的评估与护理 ··· 12

第三节 血压的评估与护理 ··· 17

第四节 呼吸的观察与护理 ··· 26

第二章 饮食护理 ··· 46

第一节 基本概念 ·· 46

第二节 医院饮食 ·· 52

第三节 营养状况的评估 ·· 56

第四节 一般饮食护理 ··· 59

第五节 特殊饮食护理 ··· 63

第三章 老年人的心理健康及精神护理 ·· 75

第一节 老年人的心理健康 ··· 75

第二节　老年人常见精神障碍问题的护理 …………………………… 86

第三节　老年人的沟通 …………………………………………………… 90

第四章　老年人的日常生活护理 …………………………………………… 94

第一节　老年人的居住环境 ……………………………………………… 94

第二节　老年人的休息与活动 …………………………………………… 99

第三节　老年人的饮食与排泄护理 ……………………………………… 107

第四节　老年人的日常生活护理 ………………………………………… 117

第五节　老年人其他常见问题的护理 …………………………………… 124

第五章　老年人的安全用药与护理 ………………………………………… 133

第一节　老年人药物代谢动力学和药物效应动力学的特点 …………… 133

第二节　老年人的用药原则及安全用药的护理 ………………………… 137

参考文献 ……………………………………………………………………… 146

第一章 生命体征的评估与护理

第一节 体温的评估与护理

一、正常体温及生理性变化

（一）体温的形成

人体摄入的糖类（又称"碳水化合物"）、脂肪和蛋白质等营养物质在代谢过程中释放能量，50%以上转化为热能以维持体温，并不断散发到体外，其余能量贮存于三磷酸腺苷（ATP）内，供机体利用，最终仍转化成热能散发到体外。体温是指身体内部胸腔、腹腔和中枢神经的温度，称为体核温度，其较高且稳定，如人体肝的温度在38 ℃左右。皮肤温度又称体表温度，低于体核温度，可随环境温度和衣着厚薄而变化。

（二）产热与散热

1.产热

产热过程是细胞新陈代谢的过程。人体主要的产热器官是肝和骨骼肌。如进食、骨骼肌运动、交感神经兴奋、甲状腺素分泌增多、环境温度升高等可使产热增加；禁食、肌肉运动减少、环境温度降低等均可使产热减少。

2.散热

人体通过物理方式散热，皮肤是主要的散热器官，占总散热能的70%。另外，呼吸、排尿、排便也散发少部分热能。人体的散热主要有辐射、传导、对流和蒸发四种方式。

①辐射：是指热以电磁波的形式传给外界较冷物体的一种散热方式。人在安静状态下处于低温环境中时，辐射是主要的散热方式。影响辐射散热的有皮肤与环境的温度差和机体有效的辐射面积。

②传导：是指将热能直接传递给与之接触的温度较低的物体的一种散热方式。传导散热能的多少取决于所接触物体的导热性能、面积及温差大小。如常用冰袋、冰帽给高热患者降温。

③对流：是指气体或液体中较热部分和较冷部分之间通过循环流动使温度趋于均匀，是传导散热的一种特殊方式。通常情况下主要是气体流动的方式。对流散热能的多少受气体流动速度的影响。

④蒸发：是指水分由液态变为气态的过程中带走大量热能（每蒸发1 g水可散失2.43 kJ的热能），是一种很有效的散热方式。汗液蒸发可带走大量体热，使体热不致淤积体内导致体温过高。临床上对高热患者使用乙醇或温水拭浴，就是通过乙醇和水分的蒸发，起到降温作用。

（三）体温的调节

体温调节主要是通过生理性体温调节和行为性体温调节两种方式。

1.生理性体温调节

生理性体温调节又称为自主性体温调节，是在下丘脑的体温调节中枢控制下，调节机体的产热和散热过程，将体温维持在相对稳定的水平（一般为36.8 ℃）。

2.行为性体温调节

行为性体温调节是人们通过有意识的行为活动，如开窗通风、增减衣服、在严寒中跑步等可随意控制的行为，达到调节、控制体温的目的。

（四）体温的生理性变化

1.正常体温

体核温度不易测量，临床上常以口温（口腔温度）、肛温（直肠温度）、腋温（腋窝温度）代表体温。其中直肠温度最接近人体深部的温度，受外界环境影响小，但测量口温、腋温更方便、常用。正常体温范围如表1-1。

表1-1 健康成人正常体温范围及平均值

部位	正常范围	平均值
口温	36.3～37.2℃（97.3～99.0℉）	37.0℃（98.6℉）
腋温	36.0～37.0℃（96.8～98.6℉）	36.5℃（97.7℉）
肛温	36.5～37.7℃（97.7～99.9℉）	37.5℃（99.5℉）

注：温度可用摄氏温度（℃）和华氏温度（℉）来表示，换算公式为：T=℃×9/5+32。

2.生理变化

①昼夜：正常人的体温在24 h内呈节律性波动，波动范围在0.5～1.0 ℃。每日2:00—6:00最低，14:00—20:00最高，体温的这种昼夜周期性波动称为昼夜节律或日周期。

②年龄：婴幼儿略高于成年人。新生儿尤其是早产儿由于体温调节中枢尚未发育完善，调节体温的能力差，体温易受外界环境温度、活动情况或疾病的影响而有较大的波动。老年人因新陈代谢较慢、运动少，体温低于成人。

③性别：一般女性的皮下脂肪较男性厚，因此女性的体温稍高于男性。成年女性的基础体温随月经周期出现规律性的变化，即排卵后体温上升0.3～0.5 ℃，这与体内孕激素水平周期性变化有关，孕激素具有升高体温的作用。在临床上常据此了解排卵情况。

④活动：活动可使骨骼肌紧张收缩，从而使代谢增快、产热增加，使体温暂时性上升。

⑤药物：药物可改变体温调节中枢的调定点。如麻醉药物可抑制体温调节中枢并能扩张血管、增加散热、降低机体对寒冷环境的适应能力，因此要注重手术患者在术中和术后的保暖。

⑥环境温度：外界环境温度较高，则体温略高；反之体温则略低。如周围环境温度太低，可造成体温过低。在护理操作中要注意开关门窗、冷暖气或空调的运用，调节环境温度，有助于机体体温调节。

⑦情绪：强烈的情绪反应会造成心理和生理上的反应，使体温发生变化。

二、异常体温的评估与护理

（一）体温过高

体温过高又称为发热，是指机体在致热原的作用下，体温调节中枢的调定点上移而引起的体温超过正常范围的症状。体温每增加1 ℃，代谢率增加13 %。发热本身不是疾病，而是一种症状。根据致热原的来源和性质不同，分为感染性发热和非感染性发热两类，其中感染性发热较多见，如细菌、病毒、真菌、螺旋体、支原体、疟原虫等病原体引起的发热；非感染性发热主要包括无菌性坏死物质的吸收所致发热、变态反应性发热、体温调节中枢功能紊乱引起的中枢性发热等。

1.发热程度

以口温为例，发热的程度可划分为如下四种。

①低热：37.3 ~ 38.0 ℃（99.1 ~ 100.4 ℉）。

②中等热：38.1 ~ 39.0 ℃（100.6 ~ 102.2 ℉）。

③高热：39.1 ~ 41.0 ℃（102.4 ~ 105.8 ℉）。

④超高热：41.0 ℃（105.8 ℉）及以上。

2.发热过程

一般发热分为三个时期。

①体温上升期：此期特点是产热大于散热，体温不断升高。患者出现皮肤苍白、畏寒、寒战、皮肤干燥的症状。体温升高的方式有骤升和渐升。骤升是体温突然升高，数小时内升至高峰，见于肺炎球菌性肺炎、疟疾等。渐升是体温逐渐上升，数日内达高峰，见于伤寒等。

②高热持续期：此期特点是产热和散热在较高水平上趋于平衡。患者出现颜面潮红、皮肤灼热、口唇干燥、呼吸加深加快、心率增加、头痛、头晕，甚至惊厥、谵妄、昏迷、食欲缺乏、恶心、呕吐、全身不适、软弱无力的症状。

③退热期：此期特点是散热增加而产热减少，体温恢复至正常水平，患者主要表现为大量出汗、皮肤潮湿。退热方式有骤退和渐退。骤退时体温急剧下降，在12 ~ 24 h内降到正常，或较正常低，患者由于大量出汗，体液大量丧失，年老体弱、心血管疾病者易导致血压下降、脉搏细速、四肢厥冷等虚脱或休克现象，应严密观察并配合医师予以处理。渐退是指体温在2 ~ 3d或1周内退至正常，表示疾病已逐渐好转。

3.热型

绘制在体温单上的体温相互连接构成了体温曲线,各种体温曲线的形态称为热型。临床上各种感染性疾病具有不同的热型,在病程进展过程中,热型也会发生变化。因此,了解热型对诊断病情、评价疗效和预后均有一定的参考意义。常见的热型有以下四种。

①稽留热:体温持续在39.0～40.0 ℃,持续数日或数周,24 h波动范围不超过1 ℃。多见于大叶性肺炎、伤寒等。

②弛张热:体温可达到39.0 ℃以上,24 h波动在1 ℃以上,但最低温度始终高于正常。多见于败血症、化脓性疾病等。

③间歇热:高热与正常体温交替出现,发热时体温骤然升高至39.0 ℃以上,持续数小时或更长时间,然后很快下降至正常,经过数小时或数日间歇,又反复发作。多见于疟疾。

④不规则热:体温变化不规则,持续时间不定。见于流行性感冒、癌性发热等。

4.护理措施

(1)降温

发热39.0 ℃以上首选物理降温,其次选用药物降温。体温超过39.0 ℃可在患者头部、腋窝、腹股沟放置冰袋进行局部冷疗,体温超过39.5 ℃可用温水拭浴、乙醇擦浴或冷盐水灌肠等全身冷疗法。药物降温通过退热药抑制体温调节中枢,减少产热,增加散热。使用退热药时对年老体弱及心血管疾病者应注意药物的剂量,防止出现虚脱或休克。实施降温措施30 min后需测量体温,并记录。

(2)密切观察病情变化

①定时测体温,高热时应每4 h测量1次,待体温恢复正常的3日后改为每日1～2次,注意热型、临床过程,观察脉搏、呼吸、血压的变化及伴随症状。

②观察患者是否出现寒战、淋巴结肿大、肝脾大、关节肿痛及意识障碍等症状。

③观察患者饮食摄入量、尿量及体重变化等。

④观察并消除发热的诱因。

⑤观察治疗效果。

(3)补充营养和水分

高热时机体消耗大量营养素(特别是对蛋白质的消耗),因此应给予患者高热能、高蛋白、高维生素、易消化的流质或半流质食物,鼓励患者少量多餐,以补充高热时的消耗，提高机体抵抗力。鼓励患者多饮水，每日以2500~3000 mL为宜。

（4）保证充足的休息与睡眠

安排安静的休息环境、舒适的体位，确保患者有充足的休息和睡眠，从而减少能量的消耗，以利于机体康复。高热患者应卧床休息，低热患者酌情安排少量活动，适当休息。

（5）口腔护理

因患者发热时唾液分泌减少，口腔黏膜干燥，抵抗力下降，易出现口腔感染。应加强口腔护理，在晨起、餐后、睡前协助患者漱口，保持口腔清洁卫生，以增进食欲，预防感染。

（6）皮肤护理

退热时患者往往大量出汗，应及时擦干汗液，更换干净的衣物、被子。保持皮肤清洁干燥，防止着凉。

（7）安全护理

高热时患者若有躁动不安、谵妄等症状，应防止其坠床、咬伤舌头，必要时使用保护具。

（8）加强心理护理

发热的各个时期，出现不同的临床症状，应注意缓解发热给患者带来的不适，耐心解答患者提出的问题。

（9）健康教育

教会患者及其家属测体温、物理降温等方法。增强自我护理的能力。

（二）体温过低

体温低于正常范围称为体温过低。当体温低于35.0 ℃时，称为体温不升。体温调节中枢发育未成熟、重症疾病或创伤、低温环境、低温麻醉等均可导致体温过低。此外，因降低体温能降低组织和细胞的代谢，所以临床上可通过降温措施将肛温维持在33 ℃左右，是治疗某些疾病的手段之一。

1.临床分级

①轻度：32.1~35.0 ℃（89.8~95.0 ℉）。

②中度：30.0~32.0 ℃（86.0~89.6 ℉）。

③重度：<30.0 ℃（86.0 ℉），瞳孔散大、对光反射消失。

④致死温度：23.0~25.0℃（73.4~77.0℉）。

2.临床表现

口唇青紫、四肢冰冷、寒战、皮肤苍白、血压降低、心率和呼吸减慢、躁动不安、尿量减少、嗜睡、意识障碍，甚至出现昏迷等。

3.护理措施

①保暖：提供合适的环境温度，室温维持在24.0~26.0℃。给予毛毯、棉被、电热毯、热水袋等，添加衣服，防止体热散失。给予温热饮料，提高机体温度。早产儿置于温箱中。

②严密观察病情变化：持续监测体温的变化，至少每小时测量1次，直到体温恢复正常且稳定为止。同时注意监测患者呼吸、脉搏、血压的变化。对治疗性体温过低者应注意防止发生冻伤。

③做好心理护理：经常与患者沟通交流，及时发现其情绪变化，给予其心理上的安慰与支持。

④健康教育：教会患者及家属避免影响体温过低的因素，如供暖设施不足、营养不良、衣服穿着过少等，增强自我护理的能力。

三、体温的测量

（一）体温计的种类及构造

体温计有水银体温计、红外线耳式体温计、可弃式体温计、电子体温计等。

1.水银体温计

水银体温计是目前国内较为常用的体温计，又称玻璃汞柱式体温计，分为口表、肛表和腋表三种。它的材质是一种外标刻度的真空毛细玻璃管。口表和肛表的玻璃管似三棱镜状，腋表的玻璃管呈扁平状。玻璃管的末端为储汞槽，口表和腋表的储汞槽较细长，肛表储汞槽较粗短。储汞槽受热后，汞膨胀沿毛细管上行，其高度和受热程度成正比。体温计毛细管和储汞槽之间有一凹陷，可使汞柱遇冷时不致下降以便检视温度，保证体温测试值的准确性。

水银体温计有摄氏体温计和华氏体温计两种。摄氏体温计的刻度为35.0~42.0℃，每小格0.1℃；在0.5~1.0℃的刻度处用较粗长的线标记；在37.0℃刻度处则以红线标记。华氏体温计的刻度为94.0~108.0℉，每小格0.2℉。

2.红外线耳式体温计

红外线耳式体温计可测量耳温。测得的温度值由数字显示器显示,测量准确,读数直观,使用方便。因耳膜与下丘脑相邻,并由同一血管供应血液,因此与口腔、腋下、直肠等人体其他部位的温度相比,耳温更接近真实的人体温度。使用前必须将干净的膜套于耳镜上,若为1岁以内的婴儿测量,最好采取仰卧位,将婴儿的头偏向一侧并固定,使耳部朝上。将耳郭向后轻拉,轻轻地将耳温计的探头置于外耳道。较大的儿童及成人测耳温时则需将耳郭向上、向后轻拉,使测得的数据准确。测量时,开启电源键,体温计自动校准,显示屏上出现"L℃"符号,然后将探头置于测温部位,当电子蜂鸣器发出声音后,再持续3 s,即可读取患者的体温。

3.可弃式体温计

可弃式体温计为一次性使用体温计,用后弃去。其构造为一含有热敏感的化学指示点薄片,测量时能在45 s内按特定的温度改变体温计上的点状颜色。当颜色点从白色变成墨绿色或蓝色时即为所测得的体温。此体温计可测口温和腋温。

4.电子体温计

电子体温计由温度传感器、液晶显示器、纽扣电池、专用集成电路及其他电子元器件组成。能快速准确地测量人体体温,用时按压开关,蜂鸣器马上发出蜂鸣音,等待显示器显示"L℃"表示体温计已处于待测状态。测量体温时显示的温度值逐渐上升,同时"℃"符号不断闪烁,当"℃"符号停止闪烁,同时体温计发出约5 s的蜂鸣提示声,这时体温测量完毕,可以读取显示的体温值。为延长电池寿命,建议在测量结束后关闭电源。

(二)体温计的消毒与检查

1.体温计的消毒

为防止交叉感染,保证体温计清洁,对测量体温后的体温计应根据其不同材质进行不同的消毒处理。

①水银体温计:集体测温后的体温计全部浸泡于盛有消毒液(可选用75 %乙醇、2000 mg/L有效氯溶液、1 %过氧乙酸溶液、1 %消毒灵溶液)的容器中,5 min后取出,用冷开水冲净、擦干,用离心机将体温计的汞柱甩至35.0 ℃以下,再放入另一消毒液容器中浸泡30 min后取出,用冷开水冲净、擦干、放入清

洁容器中备用。患者单独使用的体温计，应放入有消毒液的容器中浸泡消毒，使用前取出、冲洗、擦干。消毒液和冷开水须每日更换，盛放的容器须每周消毒1次。肛表消毒则先用消毒液纱布将肛表擦净，再按上述方法另行消毒。

②红外线消毒套的使用：将体温计插入护套中，再行测温，量完后撕下护套丢弃。此法因体温计未直接与患者接触，故可省去清洁消毒的步骤，同时又维持了体温计的清洁。

③电子体温计的消毒：一般使用75％乙醇对体温计（特别是头端）进行擦拭消毒。

2.体温计的检查

体温计应定期进行准确性的检测，以保证其测量准确性。检查前先将体温计的汞柱甩至35.0 ℃以下，于同一时间放入40.0 ℃以下（36.0～40.0 ℃）的水中，3 min后取出检查，若温度相差0.2 ℃以上、汞柱自动下降、玻璃管有裂痕等则不能使用。将合格体温计用纱布擦干，放入清洁容器中备用。

（三）测量体温的方法

1.目的

判断体温是否正常，动态监测体温的变化，分析热型及伴随症状，了解患者的一般情况以及疾病的发生原因、发展规律，协助诊断，为预防、治疗、康复和护理提供依据。

2.素质要求

仪表端庄，服装整洁，动作轻稳、正确。

3.操作流程

体温测量的操作流程如表1-2。

表1-2　体温测量的操作流程

操作程序	操作步骤	要点提示
评估	1.患者的年龄、意识状态、治疗情况、心理状态及合作程度 2.测量部位的皮肤黏膜情况 3.30 min内患者有无淋浴、进食、吸烟、冷热敷坐浴、灌肠等	
计划		
	护士准备　着装整洁，修剪指甲，洗手，戴口罩	

续表

操作程序	操作步骤	要点提示
用物准备	盘内备已消毒的体温计、消毒纱布，弯盘（内垫纱布）、秒表、笔、记录本 测量肛温另备润滑油、棉签、卫生纸	
患者准备	理解操作目的，愿意配合，情绪稳定	
环境准备	病室整洁、安静、安全	
实施		
核对解释	1.备齐用物携至床旁，核对解释	·检查体温计是否破损，读数是否在35.0 ℃以下
选择测量方法	2.选择测量方法	·方便、准确
	（1）口腔测温法	·舌下热窝在口腔中温度最高，在舌系带两侧，由舌动脉供血
部位	①将体温计汞端斜放于舌下热窝	·勿用牙咬体温计
	②嘱患者口唇紧闭，用鼻呼吸	·此时可同时测量脉搏、呼吸
时间	③测量3 min	·保证测量结果的准确性
	（2）腋下测温法	·用于不可测量口温者
部位	①擦干腋下汗液，将体温计放于腋窝，紧贴皮肤，嘱患者夹紧体温计	·使腋下的温度接近机体内部的温度
时间	②测量10 min	
	（3）直肠测温法	·准确，与体核温度更接近。适用于婴儿、昏迷者、精神异常者
体位	①可协助患者侧卧、俯卧或屈膝仰卧，暴露测温部位	·便于测量
插入深度	②润滑汞端，插入肛门3~4 cm	·用肥皂液或油剂润滑，减少对肛门及直肠黏膜的刺激
时间	③测量3 min	
记录	3.取出体温计，用消毒纱布擦干体温计，检视数值，记录	·肛表取出后用卫生纸为患者擦拭肛门处 ·将数值记录在记录本上

续表

操作程序	操作步骤	要点提示
整理	4.帮助患者穿好衣裤，取舒适卧位，整理床单位，清理用物，洗手	
消毒	5.将体温计放于消毒液中消毒，擦干备用	
绘制	6.将测量结果绘制在体温单上	·电子档案体温值输入电脑
评价	1.护士测量方法正确，结果读取准确 2.患者能够说出正常体温范围及测量的注意事项 3.护士与患者沟通有效，患者能够主动配合	

4.注意事项

①婴幼儿、精神异常、意识不清、口腔急性感染、口鼻手术、呼吸困难患者均不宜采用口腔测温法；进食、吸烟或面部热敷者30 min后方可测量口温。

②腋下有创伤、手术、炎症、腋下出汗较多、消瘦者不宜采用腋下测温法；运动或淋浴者30 min后方可测量腋温。

③直肠肛门手术、腹泻患者不宜采用直肠测温法；心肌梗死患者如采取直肠测温法可能刺激肛门引起迷走神经反射，导致心动过缓，因此禁止直肠测温；热水坐浴或灌肠者30 min后方可采取直肠测温法。

④如患者不慎咬碎体温计，首先应清除玻璃碎屑，以免损伤口腔黏膜，再口服蛋清液或牛奶以中和缓解汞的毒性，病情允许可服用粗纤维食物促进汞的排泄。

⑤发现患者体温与病情不符时，应重新测量并在床旁监测。

⑥手术患者，进手术室前常规测量体温1次，术后测体温每日4次，连续测3 d，体温恢复正常后改为每日2次。

⑦为婴幼儿、病情危重、昏迷、精神异常的患者测温时，应有专人守护，以免发生意外。

第二节 脉搏的评估与护理

在每个心动周期中,由于心脏的收缩和舒张,动脉内的压力也随之发生周期性的变化,导致动脉管壁产生有节律的搏动,称为动脉脉搏,简称脉搏。

一、正常脉搏及生理性变化

（一）脉搏的产生

心脏窦房结的自律细胞发生兴奋冲动,传至心脏各部,致使心脏收缩。当心脏收缩时,左心室将血射入主动脉,由于动脉管壁的弹性及外周阻力的作用,使主动脉内压力骤然升高,动脉壁随之扩张;当心脏舒张时,动脉管壁弹性回缩。这种动脉管壁的有节律搏动就形成了动脉脉搏。

（二）脉搏的生理变化

1.正常脉搏

①脉率:是指每分钟脉搏搏动的次数。正常成人在安静状态下脉率为每分钟60～100次。正常情况下脉率与心率一致,脉率是心率的指示,当脉搏微弱难以测量时,应测心率。脉率与呼吸之比为（4～5）:1。

②脉律:是指脉搏的节律。它反映了左心室的收缩情况。正常脉搏搏动规则均匀,间隔时间、跳动力量相等。

③脉搏的强弱:即血流冲击血管壁的力量的大小程度,是触诊时血液流经血管的一种感觉。正常情况下脉搏强弱相等。脉搏的强弱取决于心排血量、动脉充盈度、周围血管阻力、管壁弹性、脉压等因素。

④动脉壁的情况:触诊时可感觉到的动脉壁的性质。正常动脉管壁直、柔软、光滑且富有弹性。

2.脉率的生理变化

（1）性别：一般情况下女性比男性脉搏稍快，大约相差每分钟5次。

（2）年龄：脉率随着年龄的增加而逐渐减慢，老年时稍加快（表1-3）。

表1-3　各年龄组脉率的正常范围与平均脉率

年龄	正常范围（次/分）		平均脉率（次/分）	
新生儿（出生至28日）	70~170		120	
婴儿（1岁以内）	80~160		120	
幼儿（1~3岁）	80~120		100	
学龄前儿童（3~6岁）	75~115		100	
学龄儿童（6~12岁）	75~110		90	
青少年	男	女	男	女
12岁	65~105	70~110	85	90
14岁	60~100	65~105	80	85
16岁	55~95	60~100	75	80
18岁	50~90	55~95	70	75
成年人（18岁以上）	60~100		72	

③体型：相同身高胖者比瘦者脉率慢，因体表表面积越大，脉率越慢。

④药物：使用兴奋剂能使脉率增快，而使用镇静药、洋地黄类药物能使脉率减慢。

⑤其他：运动、进食、情绪激动时脉搏可暂时增快；休息、睡眠时较慢。

二、异常脉搏的评估与护理

（一）异常脉搏的评估

1.脉率异常

①速脉：成人在安静状态下脉率超过每分钟100次，称为速脉。常见于发热、甲状腺功能亢进症、心力衰竭、血容量不足等。

②缓脉：成人在安静状态下脉率少于每分钟60次，称为缓脉。常见于颅内压

增高、房室传导阻滞、阻塞性黄疸、甲状腺功能减退等。

2.节律异常

①间歇脉：在一系列正常规则的脉搏中，出现1次提前且较弱的脉搏，其后有一较正常延长的间歇（代偿间歇），称间歇脉。如每隔一个正常搏动出现1次期前收缩称二联律；如每隔两个正常搏动出现1次期前收缩称三联律。常见于器质性心脏病如心肌梗死、心肌病等，也可见于情绪激动或恐惧引起的暂时现象及洋地黄中毒等。

②脉搏短绌：简称绌脉。同一单位时间内脉率少于心率称为脉搏短绌。其特点是听诊时心率快慢不一、心律不齐、心音强弱不等，多见于心房颤动的患者。发生机制是由于心肌收缩力强弱不等，使有些心排血量少的搏动可产生心音但不能引起周围血管的搏动，造成脉率少于心率。

3.强弱异常

①洪脉：当左心室收缩力强、心排血量增加、血管充盈度好、脉压大时，脉搏强而大，称为洪脉。极易触诊。常见于高热、甲状腺功能亢进症、主动脉瓣关闭不全等患者。

②丝脉：当心脏收缩力弱、心排血量减少、外周阻力大、脉压小时，脉搏弱而小，称为丝脉，又称为细脉。极难触诊，扪之如细丝。常见于大出血、休克、主动脉瓣狭窄、心功能不全等患者。

③水冲脉：当心排血量增加、脉压增大时，出现脉搏骤起骤降，急促而有力，称为水冲脉。触诊时感到急促有力的冲击。常见于甲状腺功能亢进症、主动脉瓣关闭不全等患者。

④交替脉：交替脉是指节律正常而强弱交替出现的脉搏。主要由心室的收缩强弱交替而引起，常是左心衰竭的重要体征，为心肌损害的一种表现。常见于高血压性心脏病、心功能不全和冠状动脉粥样硬化性心脏病等。

⑤奇脉：奇脉是指吸气时脉搏明显减弱或消失，呼气终末时增强的现象。其产生与左心室的排血量减少有关。常见于心包积液、缩窄性心包炎等患者，是心脏压塞的重要体征。

4.动脉壁异常

动脉壁变硬，失去弹性，呈迂曲状，不光滑，严重时有硬结，见于动脉硬化的患者。其原因是动脉壁的弹力纤维减少，胶原纤维增多，使动脉壁变硬，呈条索状。触诊时有条索感，如按琴弦。

（二）异常脉搏的护理

1.加强病情观察

观察脉搏的脉率、节律、强弱等，指导患者用药，观察用药的不良反应，对安置起搏器的患者应做好相应的护理。

2.休息与活动

指导患者卧床休息，适当活动，减少心肌耗氧量。

3.给氧

根据患者的病情给予氧疗。

4.准备急救用品

备好除颤器及抗心律失常的药物。

5.心理护理

了解患者的心理需求，针对病情给予合理的解释；给予安慰，缓解患者紧张、恐惧的心理。

6.健康教育

指导患者进食清淡、易消化的饮食，勿用力排便；戒烟限酒，保持情绪稳定；教会患者自我观察药物不良反应及简单的急救技巧。

三、脉搏的测量

（一）脉搏的测量部位

脉搏测量的部位多选择浅表、靠近骨骼的大动脉，如桡动脉、颞动脉、颈动脉、肱动脉、腘动脉、足背动脉、胫后动脉、股动脉等。临床上最常选用的诊脉部位是桡动脉。

（二）脉搏的测量方法

1.目的

判断脉搏有无异常，动态监测动脉变化，间接了解患者的心脏情况及病情变化，为诊断、治疗、护理、康复提供依据。

2.素质要求

仪表端庄，服装整洁，解释到位，交流自然，动作轻稳、正确。

3.操作流程

脉搏测量的操作流程如表1-4。

表1-4 脉搏测量的操作流程

操作程序		操作步骤	要点提示
评估		1.患者的年龄、病情、治疗情况、合作程度 2.患者30 min内有无剧烈活动、情绪激动等 3.被测肢体皮肤情况及有无偏瘫、功能障碍等	
计划			
	护士准备	着装整洁，修剪指甲，洗手，戴口罩	
	患者准备	理解操作目的，情绪稳定	
	用物准备	秒表、记录本、笔、听诊器（必要时）	
	环境准备	病室整洁、安静、安全	
实施			
	核对解释	1.备齐用物携至床旁，核对解释	·取得患者配合
	体位	2.卧位或坐位，手腕伸展，手臂置于舒适位置	·患者舒适，护士便于操作
	测量脉搏	3.护士以示指、中指、环指指腹按压桡动脉处，力量适中，以触及清楚为宜	·不可用拇指诊脉，以免拇指小动脉搏动与患者脉搏相混淆 ·压力太大阻断脉搏搏动，压力太小搏动感不清晰
	计数	4.一般情况测量30 s，测得数值乘2；危重患者或异常脉搏者应测1 min	·测量时注意脉律，脉搏强弱，感觉动脉管壁弹性
	绌脉测量	5.由两名护士同时测量，一人听心率，一人测脉率，由听心率者发出"起"和"停"口令，计时1 min	

续表

操作程序	操作步骤	要点提示
记录	6.每分钟脉搏次数； 细脉：心率/脉率/分	·将所测值记录于记录本上
整理	7.帮助患者取舒适卧位	
绘制	8.洗手后将测量结果绘制在体温单上	
评价	1.测量方法正确，结果读取准确 2.患者能够说出测量的注意事项 3.护士与患者沟通有效，患者能主动配合	

4.注意事项

①一般成人常测量桡动脉，新生儿、婴儿、2~3岁的幼儿测量心率；老年人或肥胖患者等桡动脉较难测量者，可考虑测量心率；评估某部位循环时，需要针对特定部位测量，如足部外科手术应测量足背动脉；大量失血休克状态、心肺复苏术后、临终者或循环较差的老年人，应测量颈动脉；偏瘫患者测量脉搏时，应选择健侧肢体测量。

②患者如剧烈运动、情绪激动，则应安静休息30 min后再测量。

③不可用拇指诊脉，以防拇指小动脉搏动与患者脉搏相混淆。

第三节　血压的评估与护理

血压（BP）是血液在血管内流动时对血管壁的侧压力。通常所说的血压是体循环的动脉血压。在一个心动周期中，动脉血压随着心室的收缩和舒张而发生规律性的波动。当心室收缩时，血液从心室流入动脉，此时血液对动脉的压力最高，称为收缩压。当心室舒张时，动脉血管弹性回缩，血液仍慢慢继续向前流动，但血压下降，称为舒张压。收缩压和舒张压之差称为脉压。在一个心动周期中，动脉血压的平均值称为平均动脉压，大约等于舒张压+1/3脉压。

一、正常血压及生理性变化

(一) 血压的形成

心血管系统是一个封闭的管道系统，血压形成的前提是有足够的血容量，形成血压的基本因素是心脏射血和外周阻力。在心动周期中，心肌收缩所释放的能量分为两部分：一部分表现为血液的动能，用于推动血液在血管中流动；另一部分表现为血液对血管壁的侧压力，使动脉管壁扩张，储存血液形成势能。如果只有心肌收缩而不存在外周阻力，心肌收缩所释放的能量将全部表现为血液的动能，迅速向外周流失，不对血管壁产生侧压力，就不能形成动脉血压。只有在存在外周阻力的情况下，左心室射出的血量（每次有60～80 mL）1/3流向外周，其余2/3暂时存于主动脉和大动脉内，才能形成较高的收缩压。心室舒张，主动脉和大动脉管壁弹性回缩，将储存的势能转化为动能，推动血液继续流动，维持一定的舒张压高度。因此，心脏射血与外周阻力两者的相互作用是形成血压的关键。

(二) 影响血压的因素

1.每搏输出量

动脉血压和心排血量成正比（在其他条件不变的情况下），心排血量增加时，射入主动脉的血量增多，动脉收缩压明显升高。因此，收缩压的高低主要反映每搏输出量的大小。

2.外周阻力

在心排血量不变而外周阻力增大时，收缩压与舒张压均增高，但舒张压升高的幅度大于收缩压。因外周阻力增大时，血液向外周流动的速度减慢，使心脏舒张期末存留于主动脉内的血量增多，因而舒张压明显升高。在心脏收缩期内，由于动脉压升高，使血流速度加快，动脉内增多的血量相对较少，收缩压的升高不如舒张压明显，脉压减小。因此，舒张压的高低主要反映外周阻力的大小。而外周阻力的大小受小动脉和微血管的口径和血液黏稠度的影响，阻力血管的口径变小或血液黏稠度增高，外周阻力则增大。

3.大动脉管壁的弹性

大动脉管壁的弹性对动脉血压有缓冲作用，使收缩压不致过高，舒张压不致过低。随着年龄的增长，血管中的胶原纤维增生，动脉血管壁硬化，大动脉的弹性储器作用减弱，故收缩压升高，舒张压降低，脉压增大。

4.循环血量与血管容量

正常情况下，循环血量与血管容量是相适应的。循环血量不变血管容量增大，或循环血量减少血管容量不变，均会导致循环系统平均充盈压下降，使动脉血压下降。

5.心率

当每搏输出量和外周阻力不变时，心率增快，心室舒张期缩短，心室舒张期内流向外周的血量减少，心室舒张末期主动脉内存留的血量增多，舒张压明显升高。在心室收缩期，由于动脉压升高，血流速度加快，因此心室收缩期内仍有较多的血液从主动脉流向外周，但收缩压升高不如舒张压明显，所以脉压减小。因此，心率主要影响舒张压。

（三）正常血压及生理变化

1.正常血压

测量血压一般以肱动脉的血压为标准。正常成年人在安静时的血压范围是收缩压90～139 mmHg（12.0～18.1 kPa），舒张压60～89 mmHg（8.0～11.6 kPa），脉压30～40 mmHg（4.0～5.3 kPa）。

2.生理变化

①年龄：一般情况下，随着年龄的增长，收缩压和舒张压均缓慢平稳地上升，但收缩压的增高比较显著（表1-5）。

表1-5 各年龄组血压的平均值

年龄	血压/mmHg
1个月	84/54
1岁	95/65
6岁	105/65
10～13岁	110/65
14～17岁	120/70
成年人	120/80
老年人	140～160/80～90

②性别:一般成年男性的血压略高于同龄女性,但女性到绝经期后,血压升高,与男性差别较小。

③体型:高大、肥胖者血压较高。

④昼夜和睡眠:通常起床前血压最低,白天逐渐升高;傍晚血压最高,睡觉时降低。过度劳累或睡眠不佳时,血压可略升高。

⑤环境温度:在寒冷中,由于血管收缩血压可略升高;在高温下,由于血管扩张血压可略下降。

⑥体位:立位血压高于坐位血压,坐位血压高于卧位血压。某些使用降压药物或长期卧床的患者,由卧位改为立位时,可出现心悸、头晕、晕厥等直立性低血压的表现。

⑦部位:一般右上肢血压高于左上肢10~20 mmHg,因右侧肱动脉来自主动脉弓的第一大分支无名动脉,而左侧肱动脉来自主动脉的第三大分支左锁骨下动脉,能量已有所消耗。大多数人下肢比上肢高20~40 mmHg(2.67~5.33 kPa),与股动脉的管径大于肱动脉、血流量大有关。

⑧其他:情绪激动、紧张、恐惧、兴奋、吸烟、剧烈运动等均可使血压升高。饮酒、药物、摄盐过多等对血压均有影响。

二、异常血压的评估与护理

(一)异常血压的评估

1.高血压

目前我国采用国际上统一的血压分类和标准。在未服抗高血压药的情况下,成人收缩压≥140 mmHg(18.6 kPa)和(或)舒张压≥90 mmHg(12 kPa)。患者收缩压与舒张压属于不同级别时,应以两者中较高的级别作为标准(表1-6)。

表1-6 血压水平的分级

分级	收缩压/mmHg	舒张压/mmHg
理想血压	<120	<80
正常高值	130~139	80~89
1级高血压(轻度)	140~159	90~99

续表

分级	收缩压/mmHg	舒张压/mmHg
2级高血压（中度）	160~179	100~109
3级高血压（重度）	≥180	≥110
单纯收缩期高血压	≥140	<90

2.低血压

收缩压低于90 mmHg、舒张压低于60 mmHg称低血压，常见于大量失血、休克、急性心力衰竭等患者。

3.脉压异常

①脉压增大：常见于主动脉硬化、主动脉瓣关闭不全、甲状腺功能亢进症。

②脉压减小：常见于末梢循环衰竭、心包积液、缩窄性心包炎等。

（二）异常血压的护理

1.监测血压

密切监测血压和心率变化，对血压持续增高的患者，每日测血压2~4次。同时，合理用药，注意观察药物的不良反应及有无潜在并发症发生。

2.合理的休息

保持病室环境安静、舒适、温湿度适宜。保证患者合理的休息和充足的睡眠，避免劳累。对于严重高血压患者，应建议卧床休息，发生高血压危象者应绝对卧床休息，并加强观察与护理。血压过低，应迅速取平卧位，及时报告医师，做相应处理。

3.适当活动

每日坚持做体操、慢跑等，应注意劳逸结合，避免长时间剧烈运动。

4.合理饮食

选择易消化、低盐、低脂、低胆固醇、高维生素、富含膳食纤维的饮食，每日的食盐摄入量应低于6 g［世界卫生组织（WHO）推荐］，避免辛辣刺激性食物、烟、酒、浓茶、咖啡等的摄入。

5.心理护理

精神紧张、情绪激动及外界环境的不良刺激均是诱发高血压的因素。因此，应有针对性地进行心理疏导，消除患者的紧张、恐惧心理，保持心情舒畅。

6.健康教育

采取合理的生活方式，养成规律的生活习惯，保持大便通畅，教导患者学会测量和判断异常血压的方法。

三、血压的测量

（一）血压计的种类与构造

血压计主要有汞柱式血压计（立式和台式）、无液血压计（弹簧式血压计）、电子血压计（腕式和袖带式）三种。

1.汞柱式血压计的构造

①袖带：为长方形扁平橡胶气囊，外层是布套，一般袖带长24～28 cm，宽12～14 cm，有两根橡胶管，分别接输气球和测压计。

②输气球和压力活门：输气球可向袖带气囊充气，压力活门可调节压力大小。

③汞压强计：由玻璃管、标尺、汞槽三部分组成。玻璃管上标有双刻度：一边是0～40 kPa，每小格0.5 kPa；另一边是0～300 mmHg，每小格2 mmHg。玻璃管上端盖有金属帽和大气相通，下端和汞槽（储有汞60 g）相通。汞柱血压计测得的数值准确，但较笨重，且玻璃管部分易破裂。

2.无液血压计的构造

①袖带：同汞柱式血压计。

②输气球和压力活门：同汞柱式血压计。

③金属盒气压计：外形呈圆盘状，正面盘上标有刻度和读数，盘中央有一指针提示血压数值。

3.电子血压计的构造

①袖带：袖袋内有一传感器，用于采集信号。

②电子操控终端：由显示屏、操控按键等部分组成。传感器采集的信号经数字处理后，再经过数字运算后由液晶显示板直接显示舒张压、收缩压和脉率三个

参数。数字能直接显示和存储。

(二) 血压的测量方法

常用的测血压部位有上肢肱动脉、下肢腘动脉。

1.目的

判断血压有无异常，动态监测血压变化，了解病情，为诊断、治疗、康复和护理提供依据。

2.素质要求

仪表端庄，服装整洁，解释到位，交流自然，动作轻柔、正确。

3.操作流程

血压测量的操作流程如表1-7。

表1-7 血压测量的操作流程

操作程序	操作步骤	要点提示
评估	1.患者一般情况、病情、心理状态及合作程度 2.被测肢体的皮肤情况及功能状况	
计划		
护士准备	着装整齐，修剪指甲，洗手，戴口罩	
患者准备	理解操作目的，情绪稳定	
用物准备	治疗盘、血压计、听诊器、笔、记录本	
环境准备	病室整洁、安静、光线充足	
实施		
选择血压计	1.根据年龄选择合适的血压计及袖带	·袖带的宽窄可影响血压数值，过宽，测得血压偏低；反之偏高
核对解释	2.备齐用物携至床旁，核对解释	·取得患者配合

续表

操作程序	操作步骤	要点提示
测量	3.测量 （1）上肢血压测量法	
体位	①患者取坐位或仰卧位。手臂在坐位时平第4肋，在仰卧位时平腋中线	·肱动脉与心脏在同一水平，若肱动脉位置高于心脏，测得血压值偏低；反之，则偏高
露出上臂	②卷袖，露臂，手心向上，肘部伸直	·袖口不宜过紧，以免阻断血流，影响测量值的准确性
开启血压计	③放平血压计，开启汞槽开关，血压计汞柱确定在"0"的位置	·血压计避免倾倒
缠袖带	④驱尽袖带内空气，平整缠于上臂中部，其下缘在肘窝上2~3cm，松紧能容纳一指为宜	·袖带过松测得值偏高，袖带过紧测得值偏低
置听诊器	⑤将听诊器胸件放于肱动脉搏动最明显处，勿塞在袖带内	·不可将听诊器放于袖带内，以免局部受压较大和听诊时出现干扰声
	（2）下肢血压测量法	
体位	①患者取仰卧、俯卧或侧卧位	
露出大腿	②脱去一侧裤腿、露出大腿部	
开启血压计	③放妥血压计，开启汞槽开关	·血压计避免倾倒
缠袖带	④将袖带缠于大腿下部，其下缘在腘窝上3~5 cm	·袖带过松、过紧均可影响测量值的准确性
置听诊器	⑤将听诊器胸件放于腘动脉搏动最明显处	·不可将听诊器放于袖带内
充气	4.一手固定胸件，一手握输气球，关闭压力活门，输气至动脉搏动音消失后再升高20~30 mmHg	·袖带内压力大于心脏收缩压，将阻断血流 ·充气不可过快、过猛 ·充气不足或过度均会影响测量结果

续表

操作程序	操作步骤	要点提示
放气	5.缓慢放气,以每秒4 mmHg(0.5 kPa)的速度为宜,注意汞刻度和动脉声音的变化	·放气速度太慢,使静脉充血,测得舒张压偏高;放气太快,不易看清数字 ·眼视线与汞柱所指刻度保持同一水平,仰视时读数偏大,俯视则读数偏小
测得血压	6.当闻及第一声搏动音,此时汞柱所指刻度即为收缩压;随后搏动逐渐增强,当搏动音突然减弱或消失,此时汞柱所指刻度即为舒张压	·第一声搏动音出现表示袖带内压力降至与心脏收缩压相等,血流能通过被阻的动脉 ·成人舒张压应以动脉搏动音的消失作为判断标准
整理	7.测毕,排尽袖带内空气,整理袖带放入盒内,将血压计盒右倾45°,使汞全部流回汞槽内,关闭汞槽开关,盖盒。协助患者穿衣,取舒适体位。洗手	·防止玻璃管破碎,汞溢出
记录	8.分数式记录:收缩压/舒张压mmHg(kPa),当变音与消失音之间有差异时,两读数均应记录:收缩压/变音/消失音mmHg(kPa),如110/80/60 mmHg	·如为下肢血压应注明
绘制	9.将测量结果记录到体温单上	
评价	1.护士测量方法正确,结果读取准确 2.患者能够说出正常血压范围及测量注意事项 3.护士与患者沟通有效	

4.注意事项

①对于需要密切观察血压的患者,测量血压应做到"四定",即定时间、定部位、定体位、定血压计。有助于测定的准确性和对照的可比性。

②为偏瘫、肢体有损伤或手术的患者测血压时应选择健侧肢体。一侧肢体正在输液或输血时,应在对侧肢体测量血压。

③当搏动音听不清或有异常需要重新测量时,必须将汞柱降至"0"点,稍候片刻后测量。必要时做双侧对照。

④定期检测、校对血压计,以保证所测值的准确性。

第四节 呼吸的观察与护理

呼吸是机体与外界环境进行气体交换的过程。其中气体排出体外的过程称呼气；气体进入肺的过程称为吸气。呼吸是维持机体新陈代谢和生命活动所必需的基本生理过程之一，呼吸一旦停止，则生命也将终结。

一、正常呼吸及生理性变化

（一）呼吸过程

呼吸的全过程包括外呼吸、气体在血液中的运输和内呼吸。

1.外呼吸

外呼吸指外界空气与血液之间的气体交换过程，即通过呼吸运动与血液循环，肺泡内的空气与肺部毛细血管内的静脉血之间不断地进行气体交换，静脉血吸入氧，排出二氧化碳（CO_2），变成含氧丰富的动脉血的过程。

2.气体运输

气体运输指通过血液循环将氧由肺运送到组织细胞，同时将二氧化碳由组织细胞运送到肺的过程。

3.内呼吸

内呼吸指组织内毛细血管血液与组织细胞之间的气体交换过程，又称组织呼吸。内呼吸过程中，氧由毛细血管血液进入组织液，二氧化碳则由组织液进入毛细血管血液。

（二）呼吸运动的调节

1.呼吸中枢

呼吸中枢指中枢神经系统内产生和调节呼吸运动的神经细胞群，它们分布于大脑皮质、脑桥、间脑、延髓、脊髓等部位。各部位调节呼吸的作用不同，相互协调和制约。延髓和脑桥是进行基本正常的节律性呼吸的部位,大脑皮质可随意控制呼吸运动。

2.呼吸的反射性调节

①肺牵张反射:当肺扩张时可引起吸气动作的抑制而产生呼气,当肺收缩时可引起呼气动作的终止而产生吸气,又称黑-伯反射,是一种负反馈调节机制。其生理意义是使吸气不致过深、过长,使吸气转为呼气,以维持正常的呼吸节律。它与脑桥呼吸调节中枢共同调节着呼吸的频率和深度。

②呼吸肌本体感受性反射:指呼吸肌本体感受器传入冲动引起的反射性呼吸变化。当呼吸道阻力增加时,可加强呼吸肌的收缩力量,使呼吸运动增强。

③防御性呼吸反射:包括咳嗽反射和喷嚏反射。喉、气管和支气管黏膜上皮的感受器受到化学或机械刺激时,可引起咳嗽反射,将呼吸道内异物咳出。鼻黏膜受到刺激可引起喷嚏反射,能排出异物和有害刺激物。因此,防御性呼吸反射对机体有保护作用。

3.化学性调节

动脉血氧分压(PaO_2)、二氧化碳分压(PCO_2)和氢离子浓度($[H^+]$)的改变对呼吸运动的影响,称为化学性调节。当血液中PCO_2升高、$[H^+]$升高、PaO_2降低时,刺激化学感受器,从而作用于呼吸中枢,引起呼吸加深、加快,维持PaO_2、PCO_2和$[H^+]$的相对稳定。其中PCO_2是呼吸调节中最重要的生理性化学因素。

(三)正常呼吸及其生理性变化

1.正常呼吸

正常呼吸是自发的,节律规则、均匀无声且不费力(表1-8)。正常成人在安静状态下呼吸频率为每分钟16~20次。男性、儿童以腹式呼吸为主,女性以胸式呼吸为主。

表1-8 正常和异常呼吸

呼吸名称	呼吸形态	特点
正常呼吸		规则、平稳
呼吸过速		规则、快速
呼吸过缓		规则、缓慢
深度呼吸		深而大
潮式呼吸		潮水般起伏
间断呼吸		呼吸和呼吸暂停交替出现

2.生理性变化

①年龄：年龄越小，呼吸频率越快，儿童比成年人、老年人稍快。

②性别：同龄女性呼吸频率比男性稍快。

③活动：运动时呼吸频率加快，休息和睡眠时呼吸频率减慢。

④情绪：激动、悲伤、恐惧、紧张、愤怒等强烈情绪可刺激呼吸中枢，致呼吸加快或屏气。

⑤其他：环境温度升高或海拔增加，均会使呼吸加深、加快。

二、异常呼吸的评估与护理

（一）异常呼吸的评估

1.频率异常

①呼吸过速：呼吸频率超过每分钟24次称为呼吸过速，也称气促。常见于高

热、疼痛、甲状腺功能亢进等。一般体温每升高1 ℃，呼吸频率增加大约每分钟4次（表1-8）。

②呼吸过缓：呼吸频率低于每分钟12次，称为呼吸过缓。常见于颅内压增高、安眠药中毒等（表1-8）。

2.节律异常

①潮式呼吸：又称为陈-施呼吸，是一种周期性的呼吸异常。表现为呼吸由浅慢逐渐到深快，然后再由深快到浅慢，经过一段时间的呼吸暂停后，又开始重复以上的周期性变化，其形态如潮水起伏，周期可长达3 s至2 min，暂停5~20 s。多见于中枢神经系统疾病，如脑炎、脑膜炎、巴比妥类药物中毒及颅内压增高等。产生机制是呼吸中枢的兴奋性降低，只有当缺氧严重，CO_2积聚到一定程度，才能刺激呼吸中枢，使呼吸恢复或加强。当积聚的CO_2呼出后，呼吸中枢又失去有效的兴奋，呼吸再次减弱而暂停，从而形成了周期性变化（表1-8）。

②毕奥式呼吸：又称为间断呼吸，表现为呼吸和呼吸暂停现象交替出现。其特点是有规律地呼吸几次后，突然停止呼吸，间隔一个短时间后又开始呼吸，如此反复交替。其产生机制同潮式呼吸，但比潮式呼吸更为严重。多在临终前发生（表1-8）。

③点头呼吸：患者吸气深而长且头向后仰，呼气短促头又恢复原位，随呼吸而出现有节奏的后仰和前俯，犹如点头状。点头呼吸多是患者处于极度衰竭的状态，是濒死的一种先兆。

④叹息样呼吸：间断一段时间后做一次大呼吸，伴有叹息声。如反复发作叹气样呼吸，多为临终前的表现。

3.深度异常

①深度呼吸：是一种深而规则的大呼吸，又称为库斯莫尔呼吸。见于糖尿病酮症酸中毒和尿毒症酸中毒等（表1-8），以便机体排出较多的CO_2，调节酸碱平衡。

②浅快呼吸：是一种浅而不规则的呼吸，有时呈叹息样。见于呼吸肌麻痹、某些肺与胸膜疾病，也可见于濒死的患者。

4.声音异常

①蝉鸣样呼吸：由于细支气管、小支气管堵塞，吸气时发生困难，出现高调

的哮鸣音如蝉鸣样。多见于喉头异物、喉头水肿等患者。

②鼾声呼吸：由于气管或大支气管内有分泌物积聚，呼吸时发生一种粗大的鼾声。多见于昏迷患者。

5.呼吸困难

呼吸困难是指患者主观上感觉空气不足、胸闷，客观上呼吸费力，严重时可出现张口抬肩、鼻翼扇动、发绀、端坐呼吸，辅助呼吸肌参与呼吸运动，并伴有呼吸频率、深度和节律的异常，是一种常见的症状及体征。根据临床表现可分以下三种类型。

①吸气性呼吸困难：特点是吸气显著困难，吸气时间延长，有明显的三凹征（吸气时胸骨上窝、锁骨上窝和肋间隙凹陷），由于上呼吸道部分梗阻，气体不能顺利进入肺部，因此吸气时辅助呼吸肌收缩增强，肺内负压极度增高。常见于喉头水肿或气管异物等患者。

②呼气性呼吸困难：特点是患者呼气费力，呼气时间延长。由于呼吸道部分梗阻，因此气体呼出不畅。常见于哮喘、阻塞性肺气肿等患者。

③混合性呼吸困难：特点是吸气和呼气均感费力，呼吸频率增加。由于广泛性肺部病变使呼吸面积减少，因此影响换气功能。常见于重症肺炎、大片肺不张、大量胸腔积液和气胸等。

（二）异常呼吸的护理

1.适当休息

如果病情需要，嘱患者卧床休息，为患者创造良好的休息环境。若病情好转则进行适当的活动，以患者感觉不疲劳为宜。

2.观察病情变化

观察患者呼吸的频率、深度、节律、声音、形态有无异常，有无咳嗽、咳痰、咯血、呼吸困难等症状。

3.采取合适的体位

根据患者的病情安置合适的体位，以利于患者呼吸，减少耗氧量。

4.给氧

保持患者呼吸道通畅，给予氧气吸入。

5.心理护理

消除患者的紧张、恐惧心理，增强其战胜疾病的信心，使其积极配合治疗及护理。

6.合理饮食

保证每日足够的热量，注意适量水分的供给，选择营养丰富易消化的食物，避免过饱和摄入产气食物，以免膈肌上抬影响呼吸。

7.健康教育

戒烟限酒，养成规律的生活习惯，指导患者学会有效咳嗽的方法。

三、呼吸的测量

（一）目的

观察呼吸是否正常，了解病情变化和治疗效果。

（二）素质要求

仪表端庄，服装整洁，解释到位，交流自然，动作轻稳、正确。

（三）操作流程

呼吸测量的操作流程如表1-9。

表1-9 呼吸测量的操作流程

操作程序	操作步骤	要点提示
评估	1.患者一般情况、病情、诊断、治疗及护理情况 2.患者呼吸状况、心理状态及合作程度 3.30 min内有无剧烈运动、情绪波动	
计划		
护士准备	着装整齐，修剪指甲，洗手，戴口罩	
患者准备	理解操作目的，情绪稳定	
用物准备	秒表、记录本、笔、棉花（必要时）	

续表

操作程序	操作步骤	要点提示
环境准备	病室整洁、安静、光线充足	
实施		
核对解释	1.备齐用物携至床旁,核对解释	
体位	2.测脉搏时仍保持诊脉姿势	·分散患者注意力,避免引起患者紧张心理影响检查结果
测量呼吸	3.观察胸部或腹部起伏(一起一伏为1次呼吸)、深度节律	·为预防、诊断、治疗、康复及护理提供依据
计数	4.正常情况测量30 s,测得数值乘以2;危重患者、小儿或异常呼吸者应测1 min	·同时注意有无呼吸困难
呼吸微弱的测量	5.将少许棉花置于患者鼻孔前,观察棉絮被吹动的次数,计数1 min	
记录	6.每分钟呼吸次数	·将所测值记录于记录本上
整理	7.协助患者取舒适卧位,洗手	
绘制	8.将测量结果记录到体温单上	
评价	护士测量准确	

(四)注意事项

①测量时避免让患者察觉,使其呼吸保证自然状态,以保证测量的准确性。

②观察患者的情绪,测量时患者的情绪应稳定、平和。患者如剧烈运动、情绪激动,则应安静休息30 min后再测量。

③为避免影响测量结果,婴幼儿测量生命体征,以不具侵犯性的测量措施优先,测量顺序为呼吸→脉搏→体温或血压。

④测量呼吸时,除测量频率外,应同时注意观察呼吸的节律、深浅度、声音及气味等。

四、清理呼吸道分泌物的护理技术

（一）有效咳嗽

咳嗽是一种防御性呼吸反射，可排出呼吸道内的异物、分泌物，具有清洁、保护和维持呼吸道通畅的作用。护士应对患者进行指导，使患者学会有效咳嗽的方法。促进有效咳嗽的方法为：患者取坐位或半卧位，屈膝，上身前倾，双手抱膝或在胸部和膝上置一枕头用两肋夹紧，深吸气后屏气3 s（有伤口者应将双手压在伤口两侧，以减轻伤口的张力），然后患者的腹肌收缩，用力做爆破性咳嗽，将痰咳出。

（二）叩击

用手叩击胸背部，借助振动，使分泌物松脱而排出体外。叩击的方法：患者取坐位或侧卧位，操作者将手固定成背隆掌空状态，即手背隆起，手掌中空，手指弯曲，拇指紧靠示指，利用手腕的力量，有节奏地，自下而上、由外向内地，轻轻地叩击，边叩击边鼓励患者咳嗽。注意叩击应在肺野进行，不可在裸露的皮肤、骨突部位、脊柱、乳房等部位叩击。叩击力量要适宜，以患者不感到疼痛为度。

（三）体位引流

置患者于特殊的体位，借助重力的作用使肺部及深部支气管的痰液引流至较大的支气管而咳出痰液的方法称为体位引流。患肺处于高位，引流的支气管开口向下，使分泌物顺体位引流而将痰液咳出。此法主要适用于支气管扩张、肺脓肿等有大量脓痰者，可起到重要的治疗作用。对高血压、心力衰竭、极度衰竭、高龄、意识不清以及应用人工呼吸机等患者禁用。

（四）吸痰法

吸痰是利用机械吸引的方法，经口、鼻或人工呼吸道将分泌物吸出，以保持呼吸道通畅，预防吸入性肺炎、窒息、肺不张等并发症的一种治疗方法。适用于无力咳嗽、排痰的患者，如年老体弱、昏迷、新生儿、危重患者等。紧急情况下可采用50～100 mL注射器吸痰，或口对口深吸气吸取呼吸道分泌物，以解除呼吸道梗阻症状。临床上常用中心吸引装置吸痰法和电动吸引器吸痰法。

1.目的

①清除呼吸道分泌物，保持呼吸道通畅。

②促进呼吸功能，改善肺通气。

③预防吸入性肺炎、肺不张等并发症。

2.素质要求

仪表端庄，着装整洁，反应敏捷，动作准确。

3.操作流程

吸痰法的操作流程如表1-10。

表1-10 吸痰法的操作流程

操作程序	操作步骤	要点提示
评估	1.患者的年龄、病情、意识状况、治疗情况，是否有人工气道 2.患者呼吸状况和痰液阻塞情况，有无呼吸困难、痰鸣音等 3.患者的口鼻腔黏膜情况，有无鼻中隔偏曲，是否有活动义齿 4.患者的心理状态、合作程度	
计划		
护士准备	着装整齐，修剪指甲，洗手，戴口罩	
患者准备	患者了解吸痰的目的、方法、注意事项及配合要点，给予6~8 L/min高流量吸氧2~3 min	·消除患者顾虑，配合操作
用物准备	1.电动吸引器或中心负压吸引装置 2.治疗盘内备一次性无菌治疗碗、无菌生理盐水、一次性吸痰管、纱布或纸巾、治疗巾、无菌血管镊或无菌手套、弯盘、手电筒、听诊器、床头置一盛有消毒液的试管，必要时备压舌板、舌钳、张口器、多用电插板 3.氧气装置	·检查性能良好
环境准备	整洁、安全、空气流通、温湿度适宜	
实施		
核对解释	1.携用物至患者床旁核对患者床号、姓名，解释操作目的、过程及配合方法	·确认患者，取得配合
检查调节	2.接通电源，打开开关，检查吸引器性能，调节负压	·一般成人300~400 mmHg（40.0~53.3 kPa），儿童<300 mmHg（40.0 kPa）

续表

操作程序	操作步骤	要点提示
安置体位	3.协助患者将头偏向一侧，面向操作者，检查口腔、鼻腔，取下活动义齿，颌下铺治疗巾	·昏迷患者可用压舌板或张口器协助其张口
接管试吸	4.连接吸痰管，试吸少量生理盐水	·检查吸痰管是否通畅，润滑导管前端
吸痰	5.一手反折吸痰导管末端，另一手用无菌血管镊或戴无菌手套持吸痰管前端，插入口咽部（10~15 cm），然后放松导管末端，先吸口咽部分泌物，再吸气管内分泌物 6.手法：自深部左右旋转并向上提拉吸痰管	·插管时不可有负压，以免引起呼吸道黏膜损伤 ·若经口腔吸痰有困难，可从鼻腔吸痰 ·若气管切开吸痰，注意无菌操作，先吸气管切开处，再吸口鼻部 ·有利于呼吸道分泌物的充分吸引 ·每次吸痰时间不超过15 s，以防缺氧 ·以防痰液堵塞吸痰管
抽吸冲洗	7.吸痰管退出后，用生理盐水抽吸冲洗	·吸痰后给予6~8 L/min高流量吸氧2~3 min
观察	8.气道是否通畅；患者的反应，如面色、呼吸是否改善；黏膜有无损伤；吸出液的色、质、量	·动态评估患者
安置患者	9.拭净面部，协助患者取舒适卧位，整理床单位	
整理用物	10.一次性无菌治疗碗、一次性吸痰管按一次性用物处理，贮液瓶吸出液及时倾倒，玻璃接管插入盛有消毒液的试管中浸泡或将吸引器的吸引管末端固定于吸引袋帽塞上	·吸痰用物每班更换或每日更换1~2次
洗手记录		·记录吸出物的量及性状，呼吸改善的情况
评价	1.患者呼吸道分泌物被及时吸出，呼吸平稳，缺氧症状得到改善 2.护士操作规范，未发生呼吸道黏膜损伤 3.护士与患者沟通有效，患者有安全感，能够配合	

4.注意事项

①严格执行无菌操作,治疗盘内吸痰用物应每日更换1~2次,吸痰导管每次更换,勤做口腔护理。

②密切观察病情,当发现喉头有痰鸣音或排痰不畅时,应立即吸痰。

③如痰液黏稠,可配合叩击、雾化吸入等方法,提高吸痰效果。

④动作轻稳,防止损伤呼吸道黏膜。为婴幼儿吸痰时,吸痰管要细,负压不可过大。

⑤吸痰前后和两次抽吸之间应增加氧气吸入或让患者深呼吸后再吸痰,每次吸痰时间不超过15 s,以防缺氧。患者所用的吸痰管,其外径不得超过气管或套管口径的1/2,以免阻塞呼吸道,加重缺氧。

⑥经人工气道吸痰负压不可过大,美国呼吸治疗协会2004年提出成人适合的负压范围为13.3~20.0 kPa。

⑦电动吸引器的贮液瓶内应预先放100 mL的消毒液,瓶内吸入液应及时倾倒,不得超过满瓶的2/3,以免液体吸入马达内损坏机器。

五、氧气疗法(以下简称"氧疗")

通过给氧提高动脉血氧分压和动脉血氧饱和度(SaO_2)增加动脉血氧含量(CaO_2),纠正各种原因造成的缺氧状态。

(一)缺氧分类

1.低张性缺氧

引起低张性缺氧的原因是吸入气体中氧分压过低,外呼吸功能障碍,静脉血分流入动脉。主要特点是动脉血氧分压降低,动脉血氧含量减少,组织缺氧。常见于高山病、慢性阻塞性肺疾病、先天性心脏病等。低张性缺氧的氧疗效果最好。

2.血液性缺氧

引起血液性缺氧的原因是血红蛋白数量减少或性质改变,造成血氧含量降低或血红蛋白结合的氧不易释放。常见于贫血、一氧化碳中毒、高铁血红蛋白血症等。

3.循环性缺氧

引起循环性缺氧的原因是组织血流量减少使组织供氧量减少。常见于休克、心力衰竭等。

4.组织性缺氧

引起组织性缺氧的原因是组织细胞利用氧异常。常见于氰化物中毒、大量放射线照射等。

(二) 氧疗的适应证

1.肺活量减少

因呼吸系统疾病而影响肺活量者,如哮喘、支气管肺炎、肺不张或气胸等。

2.心肺功能不全

因肺部充血而致呼吸困难者,如心力衰竭时出现的呼吸困难。

3.各种中毒引起的呼吸困难

氧不能由毛细血管渗入组织而产生缺氧,如巴比妥类药物中毒或一氧化碳中毒等。

4.昏迷患者

如脑血管意外或颅脑损伤患者。

5.其他

某些外科手术前后、大出血休克的患者以及分娩时产程过长或胎心音不良等。

(三) 缺氧程度的判断

除临床表现外,主要根据动脉血氧分压和动脉血氧饱和度进行判断,其中动脉血氧分压是反映缺氧的敏感指标,是决定是否给氧的依据(表1-11)。动脉血氧分压正常值为80~100 mmHg(10.6~13.3 kPa),当患者的动脉血氧分压低于50 mmHg(6.6 kPa)时,应给予吸氧。

轻度低氧血症一般不需氧疗,如有呼吸困难可给予低浓度低流量氧气治疗(氧流量1~2 L/min)。中度低氧血症需氧疗。重度低氧血症是氧疗的绝对适应证。

表1-11 缺氧的程度

程度	发绀	呼吸困难	意识	血气分析动脉血氧分压/mmHg（kPa）	动脉血氧饱和度/%
轻度	轻	不明显	清楚	>50（6.6）	>80
中度	明显	明显	正常或烦躁不安	30~50（4~6.6）	60~80
重度	显著	严重、三凹征明显	昏迷或半昏迷	<30（4）	<60

（四）氧气疗法的种类

根据吸入氧浓度将氧疗分为低浓度氧疗、中等浓度氧疗、高浓度氧疗及高压氧疗四类。临床用氧时，常根据缺氧及是否伴有二氧化碳分压升高来决定氧疗种类。

1.低浓度氧疗

低浓度氧疗又称为控制性氧疗，吸氧浓度低于40%，适用于低氧血症伴二氧化碳潴留者，如慢性阻塞性肺疾病和慢性呼吸衰竭的患者。

2.中等浓度氧疗

中等浓度氧疗吸氧浓度为40%~60%。适用于有明显通气、血流比例失调或显著弥散障碍的患者，如肺水肿、心肌梗死、休克等。

3.高浓度氧疗

高浓度氧疗吸氧浓度在60%以上，适用于单纯缺氧而无二氧化碳潴留者，如急性呼吸窘迫综合征、心肺复苏后的生命支持阶段。

4.高压氧疗

高压氧疗指在高压氧舱内，以2~3 kg/cm²的压力，给予100%氧浓度的氧吸入。适用于一氧化碳中毒、气性坏疽等。

（五）供氧装置

1.氧气筒及氧气表的装置

（1）氧气筒

氧气筒为圆柱形无缝钢筒，筒内可耐高压达150 kg/cm²（14.7 MPa），容纳氧气约6000 L。在氧气筒的顶部有一总开关，可控制氧气的进出。打开时，逆时针方向旋转 1/4 周,即可放出足够的氧气。在氧气筒顶部的侧面,有一气门可与氧气表相连,是氧气自筒中输出的途径。

(2)氧气表

氧气表主要由以下几部分组成。

①压力表:能测知氧气筒内氧气的压力,以kg/cm^2(MPa)表示,压力越大,则说明氧气储存量越多。

②减压器:是一种弹簧自动减压装置,将来自氧气筒内的压力减低至 2~3 kg/cm^2(0.2~0.3 MPa),使流量平稳,保证安全。

③流量表:测量每分钟氧气的流出量,流量表内装有浮标,当氧气通过流量表时,即将浮标吹起,从浮标上端平面所指刻度,可以测知每分钟氧气的流出量,用 L/min 表示。

④湿化瓶:瓶内装入 1/3~1/2 的蒸馏水或冷开水,通气管浸入水中,出气橡胶管和鼻导管相连,瓶内的湿化液可湿润氧气,以免呼吸道黏膜被干燥的气体刺激。

⑤安全阀:用于防止意外发生。当氧气流量过大,压力过高时,安全阀的内部活塞即自行上推,使过多的氧气由四周小孔流出,以保证安全。

2.氧气管道装置(中心供氧装置)

医院氧气供应可集中由供应站供给,设管道通至各病区、门诊和急诊室。供应站有总开关进行管理,各用氧单位配有流量表,连接即可使用。

流量表安装方法如下。

①将流量表接头用力插进墙上设备带氧气端口。

②向外轻轻地拉接头,证实已接紧。

③查看接头是否漏气,如有氧气逸出,拔出接头后重新插入。

④将湿化瓶接到流量表上。

⑤导管接于湿化瓶出口处的小孔接头上,检查氧气流出是否通畅。

(六)氧气成分、浓度、氧浓度和氧流量的换算法

1.氧气成分

根据条件和患者需要,一般常用99%氧气或5%的二氧化碳和纯氧混合的气体。

2.吸氧的浓度

氧气在空气中占20.93％，二氧化碳占0.03％，其余79.04％为氮气、氢气和微量的惰性气体。掌握吸氧浓度对纠正缺氧起着重要的作用。

①低于25％的氧浓度，则和空气中的氧含量相似，无治疗价值。

②高于60％的氧浓度，吸入持续时间超过24 h，就有发生氧中毒的可能。

3.氧浓度和氧流量的换算法

$$吸氧浓度（\%）=21+4×氧流量（L/min）$$

（七）氧气筒内氧气可供时数的计算法

氧气筒内氧气供应时间可按下列公式计算：

$$氧气供应时间(min)=\frac{氧气筒容积(L)×\left[压力表压力(kg/cm^2)-5(kg/cm^2)\right]}{氧流量(L/min)×60\,min×1\,kg/cm^2}$$

（八）氧疗方法的种类

1.鼻导管法

①双侧鼻导管法：鼻导管有两根短管，可分别插入两个鼻腔，此法使用简单，患者无不适感，适用于小儿或长期使用者。

②单侧鼻导管法：将鼻导管从一侧鼻腔插入至鼻咽部，长度约鼻尖至耳垂的2/3。此法节省氧气，但刺激鼻腔黏膜，长时间使用，可使患者感觉不适，现在临床已较少使用该法。

2.鼻塞法

鼻塞是一种用塑料制成的球状物，使用时将鼻塞塞入鼻前庭内为患者供氧。此法刺激性小，患者感觉舒适，且使用方便。适用于长时间用氧的患者，但对张口呼吸或鼻腔堵塞者效果差。

3.面罩法

将特制面罩置于患者口鼻部，用松紧带固定，氧气自下端输入，呼出的气体从面罩两侧孔排出。调节氧流量，一般为6~8 L/min。此法适用于躁动不安、病情较重或鼻导管给氧效果不佳者。

4.漏斗法

将漏斗置于距患者口鼻1~3 cm处,用绷带适当固定,以防移动。此法较简单,且无刺激性,但较浪费氧气,多用于婴幼儿或气管切开术后的患者。

5.氧气枕法

氧气枕为一长方形橡胶枕,枕的一角有橡胶管,上有调节器以调节流量。使用前先将氧气枕内充满氧气,接上湿化瓶、鼻导管或面罩,调节流量即可给氧。使用时让患者头部枕于氧气枕上,借重力使氧气流出。可用于家庭氧疗、危重患者的抢救或转运途中,以氧气枕代替氧气装置。新购的氧气枕内含有粉尘,充气前应反复用自来水灌洗并揉捏,直至放出水洁净为止,以防引起吸入性肺炎、窒息等。

6.头罩式给氧法

将患者头部置于头罩内,罩面上有多个小孔,可通过开关小孔的数目,调节罩内的氧浓度。头罩与颈部之间要保持适当的空隙,防止二氧化碳潴留及重复吸入。此法安全、简单、舒适,透明的头罩易于观察病情的变化,适用于新生儿、婴幼儿的供氧。

（九）吸氧技术

1.目的

①供给患者氧气,改善缺氧症状。

②促进组织的新陈代谢,维持机体的生命活动。

2.素质要求

仪表端庄,着装整洁,反应敏捷,动作准确。

3.操作流程

吸氧技术的操作流程如表1-12。

表1-12　吸氧技术的操作流程

操作程序	操作步骤	要点提示
评估	1.患者的年龄、病情、意识状况、治疗等情况 2.患者的缺氧程度，血气分析结果 3.患者的鼻腔黏膜情况，有无分泌物堵塞及鼻中隔偏曲等情况 4.患者的心理状态、合作程度	
计划		
护士准备	着装整齐，修剪指甲，洗手，戴口罩	
患者准备	患者了解吸氧的目的、方法、注意事项及配合要点	·消除患者顾虑，使其配合操作
用物准备	1.供氧装置（氧气筒及氧气表或氧气管道装置）、必要时备扳手 2.治疗盘内备小药杯（内盛冷开水）、纱布、弯盘、棉签、玻璃接管、安全别针、给氧设备（按需准备鼻导管、面罩、鼻塞等）、湿化瓶、四防卡 3.用氧记录单及笔	·检查性能
环境准备	温湿度适宜、安静、整洁、周围无烟火及易燃品	
实施		
核对解释	1.携用物至患者床旁，核对并解释，按需备胶布	·确认患者，取得配合
清洁鼻腔	2.用湿棉签清洁鼻腔	·鼻腔有无分泌物堵塞及异常
装表	3.安装氧气表及湿化瓶，先打开总开关使气体从气门流出，随即迅速关闭	·除尘
调节流量	4.将给氧设备与通气橡胶管上的玻璃接头连接，打开流量开关，确定氧气流出通畅后，调节至所需氧流量	·轻度缺氧1~2 L/min，中度缺氧2~4 L/min，重度缺氧4~6 L/min，小儿1~2 L/min ·插管前调好流量，以免气流过大损伤肺组织

续表

操作程序	操作步骤	要点提示
湿润鼻导管	5.鼻导管前端放于小药杯冷开水中润湿	·既可湿润鼻导管,还可检查鼻导管是否通畅
插管	6.插管 (1)双侧鼻导管:插入患者双侧鼻孔1 cm (2)单侧鼻导管:插入长度为鼻尖至耳垂的2/3	·动作轻稳,以免引起黏膜损伤
固定	7.固定 (1)双侧鼻导管:将导管环绕患者双耳后,根据情况在颌下调整松紧度 (2)单侧鼻导管:用胶布固定鼻导管于鼻翼和面颊部,再用安全别针固定橡胶管于患者肩部衣服上或衣领处	·松紧适宜:太松易脱落,太紧易致皮肤破损
观察记录	8.记录给氧时间、氧流量及患者的反应。将氧记录单及四防卡挂于适当处,在患者用氧期间须加强巡视观察	·观察患者缺氧症状是否改善,动脉血气分析结果、氧气装置是否漏气、有无出现氧疗不良反应等
停止用氧	9.取下鼻导管→关总开关→放余气→关流量表开关	·防止操作不当,引起肺组织损伤
安置患者	10.清洁面部,必要时去除胶布痕迹,协助患者取舒适卧位,整理床单位	·胶布痕迹先用松节油、再用乙醇、最后用干棉签擦拭
记录整理	11.记录停氧时间及氧疗效果,清理用物,将氧气筒推至指定地点并卸表,挂上"空"或"满"的标志	·分类消毒处理,防止交叉感染
评价	1.患者缺氧症状得到改善 2.操作规范,用氧安全 3.护士与患者沟通有效,患者愿意配合,患者及其家属了解安全用氧知识	

4.注意事项

①严格遵守操作规程,注意用氧安全,切实做好"四防"——防震、防火、防热、防油。在搬运氧气筒时应避免倾倒、撞击。氧气筒应放在阴凉处,周

围严禁烟火及易燃品，至少距明火5 m、暖气1 m，以防引起爆炸。氧气表及螺旋口上勿涂油，也不可用带油的手装卸氧气表。

②使用氧气时，应先调节流量而后使用；停用时先拔出导管，再关闭氧气开关；中途改变流量时，先将氧气和鼻导管（鼻塞）分离，调节好流量后再接上。以免一旦开关失误，大量氧气突然冲入呼吸道而损伤肺组织。

③在用氧过程中，可根据患者脉搏、血压、精神状态、皮肤颜色及湿度、呼吸方式、血气分析等来衡量氧疗效果，从而选择适当的用氧浓度。

④持续单侧鼻导管用氧者，每日更换鼻导管2次以上，双侧鼻孔交替插管，并及时清除鼻腔分泌物，防止鼻导管堵塞。使用双侧鼻导管鼻塞、头罩者每日更换1次，使用面罩者每4~8 h更换1次。

⑤氧气筒内氧气不可用尽，压力表上指针降至0.5 MPa或5 kg/cm^{2}时，不可再使用，以防灰尘进入筒内，再次充氧时引起爆炸。

⑥对未用或已用空的氧气筒，应分别悬挂"满"或"空"的标志，以便及时调换氧气筒，避免急用时搬错而影响抢救。

⑦用氧监测须注意以下情况。

第一，缺氧症状：患者由烦躁不安转为安静、呼吸平稳、心率变慢、血压上升、皮肤红润温暖、发绀消失，表明缺氧症状改善。

第二，实验室检查指标：主要观察氧疗后PaO_2、PCO_2、SaO_2等，将作为氧疗监测的客观指标。

第三氧疗的不良反应有以下几种。一是氧中毒：其特点是出现肺实变，氧中毒患者常表现为胸骨后疼痛不适、有灼热感、干咳、恶心、呕吐、烦躁不安、进行性呼吸困难等。预防氧中毒的关键是避免长时间高浓度吸氧，定期进行血气分析，根据检验结果调节氧流量。一般认为，在常压下吸入40%~60%的氧是安全的。高于60%的氧浓度，吸入持续时间超过24 h，就有发生氧中毒的可能。二是肺不张：患者吸入高浓度氧气后，肺泡内的氮气被氧气置换，氧气较氮气更易被吸收，一旦支气管有阻塞时，其所属肺泡内的氧气被肺循环血液迅速吸收，引起吸入性肺不张。患者表现为烦躁、呼吸和心率加快、血压升高，有些患者甚至出现呼吸困难、发绀、昏迷等。控制吸氧浓度，及时治疗呼吸道感染，鼓励患者咳嗽、深呼吸，经常改变卧位，及时排出痰液，可预防吸入性肺不张的发生。三是呼吸道分泌物干燥：如持续吸入未经湿化且浓度较高的氧气，可导致呼吸道黏膜干燥，分泌物黏稠，不易咳出。因此，应加强吸入气体的湿化，以减轻对呼吸道黏膜的刺激。四是呼吸抑制：见于Ⅱ型呼吸衰竭的患者吸入高浓度的氧气之后，因Ⅱ型呼吸衰竭的患者缺氧和二氧化碳潴留并存，PCO_2长期处于高水平，呼吸中枢失去了对二氧化碳的敏感性，呼吸调节主要依靠缺氧刺激外周化学感受器，沿神经上传至呼吸中枢，反射性地引起呼吸。若高浓度给氧，虽然缺氧得到矫正，但缺氧反射性刺激呼吸作用消失，使呼吸中枢抑制加重，甚至呼吸停止。因此，对缺氧伴二氧化碳潴留者，应低浓度、低流量（1~2 L/min）持续给氧为宜，维持PaO_2在60 mmHg（8 kPa）。五是晶状体后纤维组织增生：仅见于新生儿，以早产儿多见。与吸入氧浓度过高、持续时间过长有关，由于视网膜血管收缩，视网膜纤维化，最后出现不可逆的失明。因此，应严格控制吸氧浓度和吸氧时间。

第二章 饮食护理

第一节 基本概念

饮食与营养及机体的健康关系非常密切。人体每日必须摄取不同类别的食物，获得不同的营养素，来满足机体对营养物质的需要，从而维持机体正常生长发育，促进组织修复，提高机体免疫力等各种生命活动。而不科学的饮食有可能导致机体营养失衡，甚至出现疾病。所以，护理人员应掌握科学的饮食与营养知识，正确地评估患者的饮食与营养状况，对患者的饮食与营养能进行科学的指导，满足患者的营养需求，促进患者尽快康复。

人体每日要从食物中获取足够的热能及营养素来维持生命、促进健康、保证机体生长发育和活动能力。营养素是指食物中具有一定的生理功能并能被人体消化、吸收和利用的成分。人体所需的营养素包括七大类：蛋白质、脂类、糖类、无机盐、维生素、水、膳食纤维。

一、热能

热能是人体进行生命活动所消耗的能量，是生命能量的来源。人体的热能主要来自三大产热营养素（糖类、脂类、蛋白质）在体内进行生物氧化所释放出来的能量。它们的产热量分别是：糖类16.7 kJ/g，脂类37.6 kJ/g，蛋白质16.7 kJ/g。年龄、性别、生理特点、环境及劳动强度等影响人体对热能的需要量。根据中国营养学会的推荐标准，我国成年男子的热能供给量为10.0～

17.5 MJ/d，成年女子为9.2～14.2 MJ/d。

人体所需的七大营养素中，蛋白质、脂类、糖类主要为机体提供热能，又称为"产热营养素"。各种营养素的生理功能、主要来源如表2-1。

表2-1 各种营养素的生理功能、主要来源

营养素	生理功能	主要来源
蛋白质	构成、更新及修复人体组织；构成人体内的酶、激素、抗体、血红蛋白、肌肉蛋白等，以调节生理功能；维持血浆渗透压；提供热能	瘦肉、蛋、乳类、水产品、豆类及坚果等
脂肪	提供及储存热能；构成身体组织；供给必需脂肪酸；促进脂溶性维生素的吸收；维持体温；保护脏器；增加饱腹感	动物脂肪、动植物油、坚果类等
糖类	提供热能；构成机体组织；维持神经细胞的功能，保肝解毒；抗生酮作用	谷物类、根茎类食品、各种食糖、水果和豆类等
无机盐		
钙	构成骨骼与牙齿的重要成分；调节心脏和神经的正常活动；维持肌肉的紧张度；参与凝血过程；激活多种酶；降低毛细血管和细胞膜的通透性	奶类、海带、虾皮、芝麻酱、骨粉、蛋壳粉、豆类、绿色蔬菜
磷	构成骨骼、牙齿、软组织的重要成分；促进物质活化；参与多种酶、辅酶的合成；调节能量释放；调节酸碱平衡	广泛地存在于各种动植物食品中
铁	组成血红蛋白与肌红蛋白，参与氧的运输；构成某些呼吸酶的重要成分，参与组织呼吸、促进生物氧化还原反应	动物肝脏、动物全血、肉类、蛋类、豆类、绿色蔬菜
锌	促进组织再生和机体发育；参与构成多种酶；促进食欲；促进维生素A的正常代谢和生理功能；促进性器官与性功能的正常发育；参与免疫过程	动物食品、海产品、奶类、蛋类、坚果类等
碘	参与甲状腺素的合成	海产品（如海带、紫菜等）、海盐

续表

营养素	生理功能	主要来源
脂溶性维生素		
维生素A	维持正常夜视功能；促进生长发育；保持皮肤与黏膜的健康；增强机体免疫力	动物肝脏、鱼肝油、奶制品、禽蛋类、有色蔬菜及水果
维生素D	调节钙磷代谢；促进钙磷吸收	鱼肝油、海鱼、动物肝脏、蛋黄、奶油
维生素E	参与脱氧核糖核酸（DNA）、泛醌合成；抗氧化作用，保持红细胞的完整性，改善微循环	植物油、坚果类、谷类、绿叶蔬菜等
维生素K	合成凝血因子，促进血液凝固	肠内细菌合成；绿色蔬菜、动物肝脏
水溶性维生素		
维生素B_1	构成辅酶硫胺素焦磷酸（TPP）；影响某些氨基酸与脂肪酸的代谢；参与糖代谢过程；调节神经系统功能	动物内脏、肉类、花生、豆类、未过分精细加工的谷类
维生素B_2	构成体内多种辅酶，参加人体内多种氧化过程；保持皮肤和黏膜完整性；促进生长、维持健康	动物内脏、禽蛋类、奶类、花生、豆类、新鲜绿叶蔬菜等
维生素B_6	构成多种辅酶，参与物质代谢	畜禽肉类及动物内脏、鱼类等
维生素B_{12}及叶酸	为核酸和核蛋白合成代谢过程中所必需的物质；促进红细胞发育与成熟	动物内脏、发酵豆制品、新鲜绿叶蔬菜
维生素C	促进铁吸收和利用；保护细胞膜，防治维生素C缺乏病；促进胶原、神经递质、抗体合成；参与胆固醇代谢	新鲜蔬菜和水果

续表

营养素	生理功能	主要来源
水	构成人体组织;溶解并运送营养素和代谢产物;调节体温;润滑作用;维持消化吸收功能;直接参加体内氧化还原反应	饮用水、食物中水、体内代谢水
膳食纤维	促进肠道蠕动排泄毒素;帮助消化、消除体内废物;降低胆固醇吸收率;产生饱腹感,有助于控制体重。	粗粮、韭菜、竹笋、芹菜、菠菜、香蕉等

三、影响饮食与营养的因素

(一)生理因素

1. 年龄

不同年龄的人每日所需食物的量、种类及质地都不相同,对各种营养素的需求也不同。如婴幼儿、青少年处于生长发育的关键时期,需要高蛋白、高维生素、高热能及高无机盐的饮食;幼儿及学龄前儿童大脑和神经的发育比较旺盛,应保证摄入足够的脂肪酸;母乳喂养的婴儿要及时补充维生素。中老年机体新陈代谢慢,自身所需能量减少,但要注意补钙。婴幼儿咀嚼和消化功能还未发育成熟,老年人的咀嚼及消化功能减退,都应吃质软、易消化的食物。

2. 活动量

同年龄阶段的体力劳动者的活动量一般比脑力劳动者大,对热量和营养素的需求也较多。

3. 特殊生理时期

女性在妊娠期体内激素发生变化,自身合成代谢加快,应给予高蛋白、高热量、高维生素的均衡饮食;哺乳期妇女所摄入的营养素既要满足自身需要,还要满足分泌乳汁的需要,故在原来每日饮食的基础上应再加上2090 kJ的热能,同时要合理补充蛋白质、维生素;月经期女性,不宜食辛辣刺激和寒凉性食物。

（二）心理因素

不良情绪如焦虑、恐惧、悲伤、忧郁等可引起交感神经兴奋，抑制消化液分泌和胃肠道蠕动，降低食欲；而愉快的情绪可引起副交感神经兴奋，增进食欲。

（三）病理因素

1.疾病因素

疾病所带来的疼痛、焦虑等会降低食欲；高代谢性疾病、慢性消耗性疾病、发热、外伤等会致机体代谢增加，所需营养高于平时。

2.药物因素

药物对饮食的影响是多方面的。有些药物可以增进食欲，如类固醇类、胰岛素等药物；有些药物可以降低食欲，如阿司匹林等；有些药物影响营养的吸收，如苯妥英钠可干扰维生素D的吸收和代谢，引起钙吸收不良。

3.食物过敏

有的人食用牛奶或虾、蟹等海产品易出现过敏反应，如发生腹泻、哮喘、荨麻疹等，从而影响机体对营养素的摄入和吸收。

（四）社会文化因素

1.经济状况

经济状况好者，对食物的购买力强，能满足对各种食物的需求，但大量摄入各种食物有可能导致营养过剩和营养不均衡；而经济状况较差者，对食物的购买力较低，易出现营养不良等问题。

2.健康意识

是否具有健康意识是决定机体营养摄入合理与否的关键因素。随着现代社会经济的发展，人们获取营养知识的途径越来越便捷，其健康意识也越来越强。

3.饮食习惯

不同文化背景、宗教信仰以及不同民族的人，其饮食习惯、对食物的选择及烹饪方法等都不尽相同。

四、饮食、营养与健康的关系

食物是人类赖以生存的物质基础,合理的饮食及平衡的营养对维持机体的健康是有利的,不合理的饮食对维持机体的健康则是不利的。

(一)合理饮食与健康

合理的饮食及营养有利于促进和维持机体的健康。

1.促进生长发育

人体的生长发育离不开合理的饮食与营养,营养素对维持和促进机体的生命活动起着非常重要的作用。缺乏某些营养素可影响人的身心健康。

2.构成机体组织

蛋白质是构成机体的重要成分;脂类参与细胞膜的构成;糖类参与构成神经组织;钙、磷是构成骨骼的主要成分;维生素参与酶和辅酶的合成。

3.提供能量

糖类、蛋白质及脂类在体内氧化分解可提供机体进行生命活动所需的能量。

4.调节机体功能

由各种营养素构成的人体调节系统,如神经系统、内分泌系统,以及各种酶类共同调节人体的生命活动。另外,适量的蛋白质及无机盐中的各种离子对维持机体内环境的稳定也具有重要的调节作用。

(二)不合理饮食与健康

过多或过少地摄入某些营养素或饮食不当都可能损害机体健康,并可导致某些疾病的发生与发展。

1.营养不足

营养素摄入过少或短缺,可造成营养缺乏性疾病,如缺铁性贫血、佝偻病等。

2.营养过剩

营养素摄入过多,可造成某些营养失调性疾病,如肥胖、心脑血管疾病、恶性肿瘤等。

3.饮食不当

食品加工保存不当、食品放置过久、生熟食品交叉污染、暴饮暴食等多种因素均可引起一些食源性疾病，如胃肠炎等。食入不卫生的食品或有毒食物时可引起食物中毒。

（三）合理的日常膳食

合理摄入营养物质、平衡膳食可减少与饮食有关疾病的发生。在日常生活中最好做到：饮食要多样、饥饱要适当、三餐要合理、粗细要搭配、油脂要适量、食盐要限量、甜食要少吃、饮酒要节制、活动与饮食要平衡。为帮助人们合理地搭配日常膳食，1992年美国最早设计了一个"食物指南金字塔"，我国也结合中国居民的膳食情况，提出了符合中国居民膳食特点的平衡膳食宝塔。

第二节　医院饮食

医院饮食分为三类：基本饮食、治疗饮食和试验饮食。

一、基本饮食

基本饮食适用于一般患者，是对饮食的营养素种类和摄入量不做限定性调整的一种饮食。根据食物加工后质地的不同，将基本饮食分为普通饮食、软质饮食、半流质饮食、流质饮食四种（表2-2）。

表2-2 基本饮食

饮食种类	适用范围	饮食原则	用法
普通饮食	病情较轻或疾病恢复期患者、体温正常、消化功能正常、不需限制饮食者	营养均衡、易消化、美观可口、无刺激性的一般食物；少吃油炸、易胀气的食物，与健康人的饮食相似	每日3餐，各餐按比例分配，总热量9.5~11 MJ/d，蛋白质70~90 g/d，碳水化合物450 g/d，脂肪60~70 g/d，水2500 mL/d
软质饮食	老年人、幼儿等咀嚼不便者，消化吸收功能差、低热、口腔疾病及消化道手术术后恢复期者	在普通饮食基础上，碎、烂、软、易消化、易咀嚼、无刺激、少粗纤维，如软饭、面条、熟碎菜、碎肉等	每日3~4餐，总热能为8.5~9.5 MJ/d，蛋白质60~80 g/d
半流质饮食	中等发热、咀嚼不便、口腔疾病、体弱、消化功能不良及术后患者	食物呈半流质、易咀嚼、易吞咽、无刺激、膳食纤维少、营养丰富的食物，少食多餐，如鸡蛋羹、米粥、面条、肉末、菜末、馄饨、豆腐等	每日5~6餐，总热量为6.5~8.5 MJ/d，蛋白质供应量50~70 g/d
流质饮食	高热、病情危重、大手术后、吞咽困难、口腔疾病、急性消化道疾病等患者	所有食物呈液状，易消化，易吞咽、无刺激性，如米汤、果汁、血浆、牛奶、稀藕粉、菜汤、肉汤等。因所含热量与营养素不足，只能短期食用，通常辅以肠外营养（PN）以补充热量和营养素	每日6~7餐，总热能为3.5~5.0 MJ/d，每次200~300 mL，每2~3 h1次，蛋白质40~50 g/d

二、治疗饮食

治疗饮食是指在基本饮食的基础上，根据患者的不同病情需要，适当调整食物中热能和营养素的提供，以适应患者病情需要，达到治疗或辅助治疗目的的一类饮食（表2-3）。

表2-3 治疗饮食

饮食种类	适用范围	饮食原则及用法
高热能饮食	用于热能消耗较高者,如大面积烧伤、甲状腺功能亢进、高热、结核、胆道疾病、产妇及体重不足者等	在基本饮食的基础上加餐2次,可进食牛奶、豆浆、蛋糕、甜点、巧克力、鸡蛋等。总热能约为12.5 MJ/d
高蛋白质饮食	用于高代谢性疾病,如大面积烧伤、结核、甲状腺功能亢进、恶性肿瘤、严重贫血、营养不良、大手术后;肾病综合征;低蛋白血症;孕妇、乳母等	在基本饮食的基础上增加富含蛋白质的食物,尤其是优质蛋白质,如瘦肉、鱼、蛋、奶类、豆类等。蛋白质供给量为1.5~2.0 g/(kg·d),总量不超过120 g/d。总热能为10.5~12.5 MJ/d
低蛋白质饮食	用于限制蛋白质摄入的患者,如尿毒症、肝性脑病、急性肾炎等	为满足机体热能供给,应为患者多补充蔬菜和含糖高的食物。成人每日饮食中的蛋白质不超过40 g,视病情可酌情减少至20~30 g/d;肝性脑病患者应以植物性蛋白质为主;肾功能不全者应摄入动物性蛋白质,忌用豆制品
低脂肪饮食	用于有肝、胆、胰疾病患者,动脉硬化、高脂血症、冠心病、肥胖、腹泻及消化功能不良者	饮食清淡、少油,限制脂肪摄入,禁食肥肉、蛋黄、动物脑等。动脉硬化和高脂血症者不必限制植物油(椰子油除外),脂肪含量少于50 g/d,肝胆胰病患者少于40 g/d,应限制动物脂肪的摄入
低胆固醇饮食	用于高胆固醇血症、高脂血症、高血压、冠心病、动脉硬化等患者	胆固醇摄入量每日少于300 mg,禁食或少食含胆固醇高的食物,如肥肉、动物内脏和脑、鱼子、蛋黄、动物油等
低盐饮食	用于心脏病、肝硬化腹水、急(慢)性肾炎、重度高血压但水肿较轻的患者	成人每日食盐量不超过2 g(含钠0.8 g),不包括食物内自然存在的氯化钠。禁食腌制食品,如咸菜、火腿、皮蛋、香肠、咸肉、虾米、豆瓣酱等
无盐低钠饮食	同低盐饮食,但用于水肿较重的患者	①无盐饮食,除食物中自然存在的钠盐外,烹调时不再放食盐,食物中含钠量小于0.7 g/d,禁食腌制食品。②低钠饮食,需控制摄入食物中自然存在的含钠量(小于0.5 g/d),禁食腌制食品。③均需禁食含钠多的食物和药物,如挂面、油条、碳酸饮料和碳酸氢钠等
高膳食纤维饮食	用于便秘、肥胖、糖尿病、高脂血症等患者	饮食中适当多选择富含膳食纤维的食物,如芹菜、韭菜、香蕉、菠菜、竹笋、卷心菜、粗粮、豆类等,成人食物纤维量大于30 g/d
少渣饮食	用于伤寒、肛门疾病、痢疾、肠炎、腹泻、食管-胃底静脉曲张、咽喉部及消化道手术的患者	食物应细软,如鸡蛋羹、嫩豆腐等,少用富含膳食纤维的食物,不用刺激性强的调味品及坚硬带刺、骨的食物,肠道疾病少食用油脂类食物

三、试验饮食

试验饮食又称诊断饮食，是指在临床诊断或治疗过程中，通过对饮食进行特殊的调整，以达到协助临床诊断和提高实验室检查结果准确性的一种饮食（表2-4）。

表2-4 试验饮食

饮食种类	适用范围	饮食原则及用法
隐血试验饮食	用于大便隐血试验的准备，以协助诊断有无消化道出血	试验前3日让患者禁食肉类、动物血、肝类、含铁丰富的药物和食物及绿色蔬菜等，以免产生假阳性。可进食面条、馒头、米饭、牛奶、豆制品、土豆、白菜、粉丝、山药等。第4日开始留取粪便做隐血试验
胆囊造影饮食	适用于胆囊造影检查，以诊断有无胆囊、胆管、肝胆管疾病	检查前1日中午进食高脂肪餐（脂肪含量不少于50 g），以刺激胆囊收缩和排空；晚餐进食无脂肪、低蛋白、高糖的少渣饮食；晚餐后服造影剂，服药后禁食、禁水、禁烟至次日上午；检查当日禁食早餐；第一次摄X线片后，如胆囊显影良好，再进食高脂肪餐（如油煎荷包蛋2只或奶油巧克力40~50 g，脂肪量为25~50 g）；30 min后第二次摄X线片观察胆囊收缩情况
肌酐试验饮食	用于协助检查、测定肾小球的滤过功能	试验期为3 d，试验期内进食低蛋白质食物，蛋白质低于40 g/d，以排除外源性肌酐的影响，禁食肉类、鱼类、禽类，忌饮茶和咖啡，全日主食在300 g以内；蔬菜、水果、植物油不限，能量不足可添加含糖的点心或藕粉等；第3日测尿肌酐清除率及血肌酐含量
尿浓缩功能试验饮食（干饮食）	适用于检查肾小管的浓缩功能	试验期为1 d，控制全日饮食中的水分总量在500~600 mL之间。可进食含水分少的食物，如馒头、米饭、炒鸡蛋、面包、土豆、豆腐干等，烹调时尽量不加水或少加水；避免食用过甜或过咸和含水量高的食物，如糖类、粥、水果、白菜、冬瓜等；蛋白质供给量为1 g/（kg·d）
甲状腺摄碘-131试验饮食	用于协助检查患者的甲状腺功能	检查或治疗前7~60 d禁食含碘量高的食物。需禁食60 d的食物：紫菜、海蜇、海带、淡菜、苔菜等；需禁食14 d的食物：加碘食盐、毛蚶、海蜒、干贝等；需禁食7 d的食物：黄鱼、带鱼、目鱼、鲳鱼、虾等；禁用碘做局部消毒

第三节 营养状况的评估

营养评估的目的是确定患者是否存在营养失调和导致营养失调的原因。通过对患者的饮食形态、体格检查和实验室检查的评估，有利于护士及时地掌握患者的营养状况、患者现存的或潜在的营养问题，有助于护士及时改善患者的营养状况及促进患者的康复。

一、饮食状况的评估

（一）一般饮食形态评估

护理人员要了解患者每日进餐的时间、进餐方式、摄入食物的种类及数量，评估患者有无偏食、食物过敏等情况，评估患者饮食是否规律、有无特殊喜好及厌恶的食物等。

（二）食欲

患者食欲有无增减，并注意查找、分析原因。

（三）影响因素

有无其他影响患者营养与饮食摄入的因素，如口腔疾病、咀嚼不便、恶心、呕吐、吞咽困难等。

二、身体状况的评估

（一）人体测量

通过人体测量可了解个体的生长发育情况及其营养状况。一般可测量患者的身高、体重、胸围、头围、上臂围、小腿围及一些特定部位的皮褶厚度等数值，并与人体正常值做比较，进行患者营养状况的评估。其中最常用的是身高、体重、皮褶厚度和上臂围。

1.身高、体重

两者是反映机体生长发育和营养状况的重要指标,能综合反映营养物质的摄入、利用和存储情况,也能反映机体肌肉和内脏的发育和潜在的能力。根据身高和体重计算的方法进行营养评估简单易行。我国常用的标准体重的计算公式为Broca公式的改良公式:

男性:标准体重(kg)=身高(cm)-105
女性:标准体重(kg)=身高(cm)-105-2.5

实际体重占标准体重的百分数计算公式:

(实际体重-标准体重)÷标准体重×100%

百分数在±10%为正常,增加10%~20%为过重,超过20%为肥胖;减少10%~20%为消瘦,低于20%为明显消瘦。

另一种方法是计算体重指数(BMI),即体重和身高的比例,计算公式为:

$$体重指数(BMI)=体重(kg)/[身高(m)]^2$$

根据WHO的标准,正常值介于18.5~24.9,体重指数≥25为超重,≥30为肥胖,<18.5为消瘦。亚洲的标准:体重指数≥23为超重,≥25为肥胖。我国的标准为:体重指数≥24为超重,≥28为肥胖。

2.皮褶厚度

皮褶厚度又称皮下脂肪厚度,可反映体内脂肪的存积情况,对判断消瘦或肥胖有重要的意义。常用的测量部位有肱三头肌部和肩胛下部。最常用的为测量肱三头肌部皮褶厚度,具体部位在左上臂背侧中点上2 cm处,选用准确的皮褶计,测定3次取平均值,其正常参考值:男性为12.5 mm,女性为16.5 mm。

3.上臂围

上臂围可反映肌蛋白贮存和消耗程度,也可反映热能代谢的情况,是快速而简便的评价指标。上臂围是测量上臂中点位置的周长。我国男性上臂围的平均值为27.5 cm。测量值小于标准值60%为严重营养不良,60%~80%为中度营养不良,80%~90%为轻度营养不良,大于标准值90%为营养正常。

(二)体格检查

通过对患者的皮肤、毛发、指甲、骨骼肌肉、消化系统、循环系统和神经系统等方面的评估，来了解患者的基本营养状况（表2-5）。

表2-5 不同营养状况的身体表现

评价项目	营养良好	营养不良
皮肤	有光泽、健康、湿润、弹性好	干燥、无光泽或粗糙鳞片状、弹性差、暗淡
毛发	浓密、有光泽、不易掉落	干燥稀疏、容易掉落、缺乏光泽
指甲	粉色、坚实	粗糙、无光泽、易断裂、中间线状隆起
外貌	发育良好、精神状态好、有活力	发育不良、精神萎靡、消瘦、疲劳
肌肉和骨骼	肌肉结实、皮下脂肪丰满而有弹性、姿势良好无畸形	肌肉松弛无力、皮下脂肪菲薄、肩胛骨和骨骼突出、能看见肋间隙和锁骨上窝凹陷

三、生化指标及免疫功能的评估

生化指标及免疫功能是评价人体营养状况的客观指标。利用各种生化及实验室检查可测定蛋白质、脂肪、维生素及微量元素的营养状况和机体的免疫功能，能及早发现机体营养素缺乏类型和程度。常用的检查包括血清蛋白质水平、氮平衡试验及免疫功能测定。

（一）血清蛋白质水平

血清蛋白质种类很多，包括血红蛋白、清蛋白、转铁蛋白等。血清蛋白质水平是指对身体脏器内蛋白质存贮量的估计。清蛋白是临床上评价蛋白质营养状况的常用指标之一，其变化较慢，正常值为35～55 g/L。血红蛋白低为缺铁性贫血的表现。血清转铁蛋白的测定是评价蛋白质营养状况较为敏感的一项指标，可用测量总铁结合力来推算，即转铁蛋白＝总铁结合力×0.8-43，也可以用放射免疫测定的方法直接测定。

（二）氮平衡试验

试验方法是：测定患者24 h摄入的氮量与总氮丧失量的差值，负数表示负氮平衡。通过此试验可以观察患者在营养治疗过程中摄入的营养是否能满足机体的需要，还可了解蛋白质分解代谢的情况。

（三）免疫功能测定

免疫功能测定主要包括淋巴细胞总数及细胞免疫状态测定，是反映脏器蛋白质状况的另一指标。淋巴细胞总数即周围血液中淋巴细胞总数（即白细胞总数×淋巴细胞百分比）。细胞免疫状态测定的方法是：取抗原如结核菌素、白色假丝酵母菌抗原、链激酶、球菌脱氧核糖核苷酸、腮腺炎病毒、植物血凝素等各0.1 mL，分别给患者做皮内注射，24～48 h后观察结果，风团大于5 mm者为阳性。皮肤试验中有两项阳性反应者，表示细胞免疫有反应性。

第四节　一般饮食护理

在为患者进行营养评估的基础上，护士可针对患者的病情特点，制订合理的饮食计划，并对患者进行有针对性的饮食护理，帮助患者摄入充足、合理的营养素，促进患者康复。

一、病区的饮食管理

患者入院后，由主治医师根据患者的身体和疾病状况开出饮食医嘱，确定患者所需饮食的种类，护士填写入院饮食通知单，送交营养室，并填写在病区的饮食单上，同时在患者的床头卡或床尾卡注明标记，作为分发食物的依据。

因患者的病情变化，需要更改饮食时，如流质饮食改为半流质饮食、手术前需要禁食或病愈出院需要停止饮食等，需要由主治医师开出饮食医嘱，护士按医嘱填写饮食更改通知单或饮食停止通知单，送交营养室，由营养室做出相应的处理。

二、患者的饮食护理

（一）进食前的护理

1.饮食指导

护士应根据患者的病情选择合适的饮食种类，并对患者进行解释和指导，明确可选用的和不宜选用的食物及进餐次数、量等，取得患者及家属的配合。饮食指导应尽量符合患者的日常饮食习惯，根据具体情况指导和帮助患者摄取合理的饮食，尽量用一些患者容易接受的食物代替被限制的食物，使患者尽快适应饮食习惯的改变。良好的饮食指导能使患者理解并愿意自觉遵循饮食计划。

2.进食环境准备

患者的进食环境应以清洁、整齐、空气清新、气氛轻松愉快为原则。舒适的进食环境可以使患者心情愉悦，增进食欲。

①整理床单位，进食前30 min去除一切不良气味和不良视觉刺激，如移去便器等。

②进食前暂停非紧急治疗、检查和护理操作。

③同病室内如有危重或呻吟的患者，应用屏风遮挡。

④多人进餐可增进患者食欲，如条件允许应鼓励同病室患者共同进餐，或安排在病区餐厅集体进餐。

3.患者准备

进食前，护士应协助患者进行相应的准备工作，让患者感觉舒适，有利于患者进食。

①减轻或去除各种引起患者不适的因素：疼痛者给予适当的镇痛措施；高热者给予降温；敷料包扎固定过紧、过松者给予适当调整；因长时间采用固定姿势引起疲劳者，协助患者更换卧位或按摩相应部位。

②督促并协助患者洗手、漱口：病情重且有进食能力者，给予特殊口腔护理，保证口气清新，以促进食欲。

③协助患者采取舒适的进餐姿势：如病情允许，可协助患者下床进食；不能下床者，可帮患者取坐位或半坐卧位，床上安放跨床小桌进餐；不能坐起者，协助取侧卧位或仰卧位（头偏向一侧）进餐，并给予适当支托。

④调整患者的心理状态：心情紧张、焦虑、忧郁不利于患者进餐，应给予患

者合理的心理指导；条件允许时，可让家人陪伴患者进餐。

⑤做好进食准备：征得患者同意后，将治疗巾或餐巾围于患者胸前，保持衣服及床单位整洁，让患者做好进食准备。

（二）进食中的护理

1.及时分发食物

护士衣帽整洁，洗手。根据饮食单上的要求，协助配餐员及时将热饭、热菜准确无误地分发给每位患者。

2.鼓励并协助患者进餐

患者进食期间，护士应加强巡视，同时鼓励或协助患者进食。

①检查治疗饮食和试验饮食的实施情况，适时给予督促。访客带来的食物，需经护士检查，符合饮食治疗护理原则的方可食用，必要时可协助加热食物。

②进食期间，对患者提出的饮食方面的问题，护士要及时地、有针对性地解答，逐渐帮助患者纠正不良的饮食习惯。

③鼓励卧床患者自行进食，并将食物、餐具放于患者易取之处，必要时护士给予帮助。

④对不能自行进食者，护士应根据患者的饮食习惯耐心喂食，每次喂食的量及速度可按患者的情况和要求而定，不催促或强迫患者进食，以便于其咀嚼和吞咽。食物的温度要适宜，防止烫伤或引起腹泻。饭和菜、固体和液体食物应合理搭配，轮流喂食。进流质饮食者，可用吸管吸吮。

⑤对双目失明或双眼被遮盖的患者，除遵循上述喂食要求外，还应告诉患者食物的名称。若患者要求自己进食，可按时钟平面图放置食物，并告知食物的位置和食品的名称，方便患者按顺序取用食物，如一般情况下，6点钟放主食、12点钟放汤、3点钟及9点钟放菜等。

⑥对禁食或限制饮食的患者，应解释说明，告知原因，取得患者的理解和配合，并在床头（尾）卡上标记，做好交接班。

⑦对需要增加饮水量的患者，应向患者解释大量饮水的原因、目的及重要性，以取得对方的配合。督促患者在白天饮入一日总饮水量的3/4，以免夜间饮水过多，增加排尿次数，影响睡眠。患者不能一次大量饮水时，可少量多次饮

水,并注意改变液体的种类,保证液体的摄入。

⑧对限制饮水的患者,护士应向患者及家属解释限制饮水的原因、目的及饮水量,以取得对方的配合。在患者床边做限水标记。若患者口干,可用湿棉球湿润嘴唇或漱口湿润口腔黏膜。口渴严重者,在病情允许的情况下,可让患者口含冰块或酸梅以刺激唾液分泌而止渴。

3.特殊问题的处理

在巡视过程中,应及时处理患者在进餐时的特殊问题。

①恶心:若患者在进食中出现恶心的现象,应让其深呼吸并暂停进食。

②呕吐:若患者发生呕吐,尽快清除呕吐物,及时更换被污染的衣服、床单等;开窗通风,去除室内呕吐后的气味;帮助患者漱口或进行口腔护理,去除口腔异味;征求患者意见,是否愿意继续进餐,对不愿意继续进餐者,可帮其保存好剩余的食物,待其愿意进餐时给予。若为绝对卧床患者,应将患者的头偏向一侧,防止呕吐物进入气管内。同时,注意观察呕吐物的量、气味、颜色和性质等,做好记录。

③呛咳:告知患者在进餐时,不要边进食边说话,要细嚼慢咽,以免发生呛咳。若患者已发生呛咳,应帮助患者拍背;若异物进入咽喉,应立即使用海姆利克急救法,使异物排出,防止发生窒息危险。

(三)进食后的护理

①及时撤去餐具,清理食物残渣,整理床单位,督促和协助患者饭后洗手、漱口或为患者做口腔护理,帮助患者取合理的体位,以保持餐后的清洁和舒适。

②餐后做好相应记录,如进食的量、种类、患者进食时和进食后的反应等,以评价患者的进食是否达到营养需求。

③对暂时禁食、禁水或推迟进食的患者应做好交接班。

第五节　特殊饮食护理

对昏迷等病情危重患者，或有消化道疾病（如肿瘤、食管狭窄）以及颅脑外伤等不能经口进食者，为保证其机体能摄取足够的营养素和热量，保持组织器官的功能，促进组织修复，临床上常需要根据患者的不同病情采用不同的特殊饮食护理，包括肠内营养护理和肠外营养护理。若患者只是不能经口进食，但是其肠道的消化吸收功能良好，一般选用肠内营养护理；若患者不能经口进食，且肠道的消化吸收功能存在障碍，一般选用肠外营养护理。有时也会将两种方法一起使用来满足患者的营养需要。

一、管饲饮食

管饲饮食是指通过导管将营养制剂灌入胃肠道内，给患者提供必需的食物、营养液、水分及药物，是一种既安全又经济的营养支持方法。根据导管插入的途径可分为以下五种。

①鼻胃管，导管经鼻腔插入胃内。
②口胃管，导管经口腔插入胃内。
③鼻肠管，导管经鼻腔插入小肠。
④胃造瘘管，导管经胃造瘘口插入胃内。
⑤空肠造瘘管，导管经空肠造瘘口插入空肠内。
本章以鼻胃管为例讲解管饲饮食的相关知识。

（一）鼻饲法

鼻饲法是将胃管经一侧鼻腔插入胃内，并从管内灌入流质食物、营养液、水分和药物的方法。

1.目的

满足不能经口进食者对营养和治疗的需要。常见患者如下。

①昏迷患者。

②口腔疾病或口腔手术后的患者。

③不能张口的患者，如破伤风患者。

④其他患者，如早产儿、病情危重者、拒绝进食者。

2.素质要求

仪表端庄，着装整洁，动作轻稳、正确。

3.操作流程

鼻饲法的操作流程如表2-6。

表2-6 鼻饲法的操作流程

操作程序	操作步骤	要点提示
评估	1.患者的年龄、病情、治疗情况、意识状态和鼻腔状况	·是否能接受插入胃管的刺激 ·鼻腔黏膜有无炎症、肿胀，鼻中隔有无偏曲，有无鼻息肉，等等
	2.对鼻饲法的认知、心理状态及合作程度	·患者是否愿意接受插管，是否了解鼻饲的目的及配合方法
计划		
护士准备	衣帽整洁，修剪指甲，洗手，戴口罩	
用物准备	1.治疗车上层：无菌鼻饲包［内备：治疗碗、镊子、压舌板、止血钳，50 mL注射器、纱布、治疗巾、胃管（胃管可根据鼻饲时间长短和患者的耐受性进行合理的选择，常用胃管有普通胃管、硅胶胃管）］、液状石蜡、胶布、棉签、夹子或橡皮圈、别针、纸巾、弯盘、听诊器、适量温开水、鼻饲饮食、水温计、手电筒、按需准备漱口和口腔护理用物及松节油、手消毒液 2.治疗车下层：生活垃圾桶、医用垃圾桶	·鼻饲液温度为38～40 ℃

续表

操作程序	操作步骤	要点提示
患者准备	1. 了解管饲饮食的目的、操作过程、注意事项及配合方法 2. 鼻腔通畅，鼻腔黏膜状况良好 3. 戴眼镜或有义齿者操作前应取下，妥善放置	
环境准备	病室光线充足，安静、整洁、安全，无异味。根据需要用屏风或围帘遮挡	
实施		
核对解释	1. 备齐用物，携至患者床旁，核对患者床号、姓名，解释操作目的、过程及配合方法	·严格执行查对制度，确认患者，避免差错事故发生 ·解除患者恐惧、紧张情绪，取得合作
安置卧位	2. 取下患者眼镜或义齿，妥善放置 3. 配合患者取半坐卧位或坐位，不能坐起患者取右侧卧位，昏迷患者取去枕仰卧位，头向后仰	·半坐卧位或坐位可减少胃管通过咽喉部时引起的呕吐反射，并使胃管易于插入胃内 ·根据解剖原理，右侧卧位利于胃管插入胃内 ·头向后仰利于昏迷患者胃管插入
清洁鼻腔	4. 检查并打开鼻饲包，铺治疗巾于颌下并确认剑突位置，弯盘置于口角旁 5. 选择通畅的一侧鼻腔，清洁鼻腔、备好胶布	·鼻腔如有疾病，应选择健侧
检查胃管	6. 戴手套，检查胃管是否通畅	
测长标记	7. 测量插管长度，并做标记	·插管长度应根据患者身高、年龄来确定。一般成人插管长度为 45～55 cm，测量方法有两种： ①前额发际至胸骨剑突处； ②由鼻尖经耳垂再至剑突 ·小儿插管长度：眉间至剑突与脐中点的距离
润滑胃管	8. 将少量液状石蜡倒于纱布上，润滑胃管前端	·减少插管时的摩擦阻力，有些患者接触润滑油会引起恶心，可用生理盐水润滑

续表

操作程序	操作步骤	要点提示
插管	9. 左手持纱布托住胃管，右手持镊子夹住胃管前端，沿选定侧鼻孔缓缓插入	·插管动作轻稳，避免损伤鼻腔黏膜
	10. 插入至咽喉部 10～15 cm 处时，根据患者情况进行插管： （1）清醒患者：嘱患者做吞咽动作，并顺势插管，至预定长度； （2）昏迷患者：当胃管插入 14～16 cm 处，用左手将患者头托起，使下颌尽量靠近胸骨柄，并缓慢插入胃管至预定长度	·吞咽动作可帮助胃管插入食管，减轻不适，必要时可让患者饮少量温开水以助胃管顺利进入食管 ·下颌靠近胸骨柄可增大咽喉部通道的弧度，便于胃管顺利通过
证实	11. 确认胃管在胃内	·证实胃管在胃内的方法： ①在胃管末端连接注射器，回抽，能抽出胃液； ②将听诊器胸件置于患者胃区，并用注射器快速经胃管向胃内注入 10 mL 空气，在胃部听到气过水声； ③将胃管末端置于盛水的治疗碗内，无气泡逸出
固定	12. 用胶布将胃管固定于鼻翼及面颊部	·防止胃管移动或滑脱
灌入鼻饲液	13. 注入少量温开水	·每次灌注食物前都应先确定胃管是否在胃内及胃管是否通畅 ·温开水可起到润滑管腔的作用，防止鼻饲液黏附于管壁
	14. 缓慢注入鼻饲液或药液	·每次注入的鼻饲量不超过 200 mL，间隔时间不少于 2 h ·每次注入鼻饲液后都应抬高并反折胃管末端，避免空气进入，引起腹胀
	15. 鼻饲毕，再次注入少量温开水	·避免食物残留在管腔干结变质，造成胃管阻塞或引起胃肠炎

续表

操作程序	操作步骤	要点提示
留置胃管	16. 将胃管末端反折抬高，用纱布包裹，并用橡皮圈系紧，贴管道标识后用别针固定于患者枕旁或衣领旁	·防止从胃管末端进入空气和食物反流，引起胃部不适
	17. 撤治疗巾，脱手套	·防止胃管脱落
	18. 协助患者清洁口腔、鼻腔，整理床单位，嘱患者维持原卧位 20~30 min，告知注意事项	·防止呕吐
整理并记录	19. 分类整理操作用物，清洗消毒，洗手，脱口罩	·鼻饲用物每次餐后清洗，每日消毒1次
	20. 记录插管时间、患者的反应、鼻饲液的种类及量	
拔出胃管	21. 备齐用物，携至床旁，核对，解释，洗手，戴口罩	·一般在停止鼻饲或长期鼻饲者需要更换胃管时进行拔管 ·让患者明确操作目的及配合方法
	22. 将弯盘置于患者颌下，夹紧胃管末端放于弯盘内，轻轻地揭去固定的胶布	·防止拔管时胃管内液体反流
	23. 戴手套，用纱布将近鼻孔处的胃管包住，嘱患者深呼吸，在患者呼气时拔管，边拔边用纱布擦管，拔至咽喉处时快速拔出	·避免胃内残留液体滴入气管
整理记录	24. 将胃管连同手套一起放入医疗垃圾袋内；清洁患者的口鼻、面部，擦去胶布痕迹；协助患者漱口，协助患者取舒适卧位	·可用松节油去除胶布痕迹
	25. 整理床单位，按要求分类处理用物	·记录拔管时间及患者的反应
	26. 洗手，脱口罩，记录	
评价	1. 患者获得需要的营养及药物 2. 护士操作规范，动作轻稳，未发生黏膜损伤 3. 护士与患者沟通有效，患者有安全感，能积极配合	

4.注意事项

①插管前要做好解释工作,让患者及家属理解操作目的、安全性和配合方法,减轻患者的心理压力。

②插管动作轻稳,当胃管通过食管的三个狭窄处时,更应轻、慢,以免损伤食管黏膜。

③插管过程中,若患者出现剧烈恶心、呕吐,应暂停插管,并嘱患者做深呼吸;若患者出现咳嗽、呼吸困难、发绀等现象,表明已插入气管,应立即拔出,嘱患者休息后再重新插入;若插入受阻,应检查胃管是否盘曲在口中,或将胃管拔出少许,再缓慢插入。

④每次鼻饲前要确定胃管是否在胃内和胃管是否通畅,鼻饲前后都须向胃管内注入少量温开水,以润滑胃管和防止胃管内残留食物干结变质。

⑤鼻饲液温度为38~40 ℃,每次鼻饲量不超过200 mL,间隔时间不少于2 h;药片应研碎,用温水溶解后再注入,但不要将药液溶解到鼻饲液中,防止引起药物性质的改变,降低药效;新鲜果汁和奶类不可同时灌入,以防产生凝块。

⑥长期鼻饲的患者,应每日进行口腔护理,并定期更换胃管,普通胃管每周更换一次,硅胶管每个月更换一次。

⑦更换胃管时,应在晚上最后一次鼻饲后拔管,翌日清晨从另一侧鼻孔插管,以保护鼻腔黏膜。

⑧食管静脉曲张、食管梗阻者禁用鼻饲法。

(二)肠内营养输注泵

肠内营养输注泵是适用于危重患者(如严重创伤患者、大型手术后患者等)肠内营养输注,以满足其机体对营养素的需求。肠内营养输注泵采用微电脑自控系统使滴速控制范围更精确,并有自动报警装置,安全可靠。使用时将营养液放于肠内营养泵专用的容器内,其输注管嵌入输注泵内,滴注端接胃管,营养液按设定好的参数滴入患者体内,在输注过程中可根据患者的病情需要随时调整参数。当营养液的温度、流量或流速出现异常时,系统即发出报警信号,方便工作人员及时发现问题,保证患者安全。

二、要素饮食

要素饮食是由人工配制的化学精制食物，含有人体需要的各种营养成分，包括游离氨基酸、单糖、主要脂肪酸、维生素、无机盐类和微量元素。要素饮食的主要特点是不需消化即可被肠道直接吸收，营养价值高，成分全面均衡、明确，不含膳食纤维，无渣，多为干粉制剂，携带方便，易保存。适用于严重烧伤及创伤、消化道瘘、手术前后营养支持、非感染性严重腹泻、消化吸收不良和营养不良等患者。

（一）目的

要素饮食用于临床营养治疗，供给危重患者能量及氨基酸等营养素，促进伤口愈合，改善营养状况，以达到治疗或辅助治疗的目的。

（二）分类

要素饮食根据治疗用途可分为营养治疗的要素饮食和特殊治疗的要素饮食两大类。营养治疗的要素饮食主要包括游离氨基酸、单糖、主要脂肪酸、维生素、无机盐类和微量元素等。特殊治疗的要素饮食是主要针对不同疾病的患者，增减相应营养素以达到治疗目的的特殊种类要素饮食，主要有适用于肝功能损害的高支链氨基酸低芳香族氨基酸要素饮食，适用于苯丙酮尿症的低苯丙氨酸要素饮食，适用于肾衰竭的以必需氨基酸为主的要素饮食，等等。

（三）用法

根据患者的病情需要，在粉状要素饮食中添加适当比例的水，配制成浓度和剂量均适宜的要素饮食后，可通过口服、鼻饲、经胃或空肠造瘘口滴注的方法供给患者。

1.口服法

口服剂量为每次50 mL，逐渐增至每次100 mL，可根据病情每日口服6~10次。一般要素饮食的口味欠佳，口服时患者不易耐受，故临床较少应用。必要时，也可以在一些要素饮食中添加适量调味料以改善口感，方便患者口服。

2.胃管滴注法

①分次注入：将配制好的要素饮食或现成制品用注射器通过鼻胃管或造瘘口等注入胃内，每次250～400 mL，每日4～6次。胃管滴注法分次注入主要适用于非危重患者，经鼻胃管或造瘘管行胃内喂养者。优点是费用低廉，操作方便。缺点是较易引起恶心、呕吐、腹胀、腹泻等胃肠道反应。

②间歇滴注：将配制好的要素饮食或现成制品放入有盖吊瓶内，经输注管缓慢滴注，每次400～500 mL，每日4～6次，每次持续输注时间为30～60 min，适用于大多数患者。

③连续滴注：装置与间歇滴注相同，在12～24 h内持续滴入要素饮食，或用肠内营养输注泵保持恒定滴速，浓度宜从5％开始逐渐增至20％～25％，速度由每分钟40～60滴开始，逐渐增至120 mL/h，最高可达150 mL/h。多用于经空肠喂养的危重患者。

（四）并发症

在患者应用过程中，可因营养制剂选择不当，配制时浓度、剂量不合理，营养液污染或护理不当等因素引起各种并发症。

1.机械性并发症

机械性并发症与营养管的硬度和插入位置、方法等有关，主要有鼻咽部和食管黏膜损伤、管道阻塞等。

2.感染性并发症

若患者误吸营养液可导致吸入性肺炎，若肠道造瘘患者的营养管滑入腹腔可导致急性腹膜炎。

3.胃肠道并发症

患者可发生恶心、呕吐、腹痛、腹胀、腹泻、便秘等胃肠道反应。

4.代谢性并发症

有的患者可出现高血糖和高钠、高氯血症、氮质血症等代谢性并发症，长期采用要素饮食突然停用时易发生低血糖。

（五）注意事项

①给患者提供的要素饮食的具体营养成分、浓度、用量、滴注速度，应根据

患者的病情,由临床医师、责任护士和营养师共同商议确定。

②配制要素饮食时,应严格执行无菌操作原则,所有配制用具均须消毒灭菌后使用。

③应用原则一般是由低、少、慢开始,逐渐增加,并注意观察患者的反应,待患者耐受后,再稳定配制标准摄入量和速度。

④要素饮食最好做到现用现配,若配制好的要素饮食一次没有用完,应放在4 ℃冰箱内保存,防止被细菌污染,并要求在24 h内用完,防止放置过久而变质。

⑤要素饮食不能高温蒸煮,但可适当加温,其鼻饲或经造瘘口注入时的温度为41~42 ℃,口服温度一般为37 ℃左右。过冷可能会引起胃肠道痉挛、腹痛或腹泻,过热可能会烫伤胃肠道黏膜。滴注时可在输液管远端置热水袋保持温度,防止腹胀、腹泻。

⑥滴注过程中要经常巡视患者,若发现患者出现恶心、呕吐、腹胀、腹泻等症状,应及时查明原因,并按需要调整速度、温度;反应严重者暂停滴注。

⑦要素饮食滴注前后应用温开水或生理盐水冲洗管腔,以防食物滞留于管腔内而腐败变质。

⑧使用要素饮食期间须定期给患者测体重,做营养状况评估,如观察大便次数及性状,监测尿量,检查血糖、尿糖、血尿素氮、电解质、肝功能等指标。

⑨临床护士要加强与医师和营养师的联系,及时发现问题,并对患者的饮食状况进行及时的调整,处理不良反应或并发症。

⑩停用要素饮食时须逐渐减量,随时观察患者的反应,骤停易引起低血糖反应。

⑪要素饮食不能用于幼小婴儿和消化道出血者;糖尿病和胰腺疾病患者应慎用;消化道瘘和短肠综合征患者宜先采用数日全肠外营养,后逐渐过渡到要素饮食。

三、肠外营养

肠外营养是根据患者的病情需要,通过周围静脉或中心静脉为患者输入其机体所需的全部能量及营养素,包括氨基酸、脂肪、电解质、各种维生素和微量元素的一种营养支持方法。

（一）目的

此方法用于由各种原因引起的不能从胃肠道摄入营养、具有消化吸收障碍、胃肠道需要充分休息及存在超高代谢等的患者，保证机体热量及营养素的摄入，从而维持机体的新陈代谢，促进组织修复，促进患者早日康复。

（二）分类

1.根据补充营养的量分类

肠外营养可分为部分肠外营养（PPN）和全肠外营养（TPN）两种。

2.根据输注途径分类

肠外营养可分为经外周静脉肠外营养及经中心静脉肠外营养。短期、部分营养支持或中心静脉置管困难时，可采用经外周静脉肠外营养；长期、全量补充营养时宜采取经中心静脉肠外营养。

（三）用法

肠外营养的输注方法主要有全营养混合液输注及单瓶输注两种。

1.全营养混合液输注

全营养混合液输注即在无菌条件下，将患者每日所需的营养物质按次序混合输入输液袋（由聚合材料制成）或玻璃容器后，再输注到患者体内的方法。这种方法热氮比平衡，多种营养素同时进入体内增加节氮效果；同时可减少污染并降低代谢性并发症的发生；另外可简化输液过程，节省时间。

2.单瓶输注

在无条件进行全营养混合液输注时，可采用单瓶输注的方法。此方法由于各营养素非同步进入机体而易发生代谢性并发症，另外还可能造成营养素的浪费。

（四）禁忌证

①胃肠道消化吸收功能正常，能获取足够营养者。
②已进入不可逆昏迷、临终期等患者不宜采用肠外营养。
③患者伴有酸碱平衡失调，严重水、电解质紊乱，凝血功能紊乱或休克时应

暂缓采用，待内环境稳定后再考虑肠外营养。

（五）并发症

1.机械性并发症

①与穿刺技术有关的：空气栓塞，是最严重的并发症；气胸、血胸、纵隔血肿、皮下血肿；大血管、心脏壁穿破；臂丛神经、胸导管损伤。

②与留置导管有关的：导管栓子形成、扭结和折断；静脉炎、静脉血栓形成及静脉栓塞。

2.感染性并发症

感染性并发症主要是导管性脓毒症，其发生与置管技术、营养液配制及导管护理均有密切关系。表现为寒战、高热，甚至感染性休克。长期肠外营养也可发生肠源性感染。

3.代谢性并发症

①糖代谢异常：高糖高渗性非酮症性昏迷和低血糖等。

②补充不足所致：水、电解质紊乱及酸碱平衡失调，必需脂肪酸缺乏和微量元素缺乏等。

③肠外营养本身所致：胆囊结石、胆汁淤积和肝酶谱升高等。

（六）注意事项

①在配制营养液及静脉穿刺过程中，严格执行无菌操作原则。

②输液袋及输液导管每12~24 h更换1次；导管进入静脉处的敷料每24 h更换1次。更换时应严格执行无菌操作，注意观察局部皮肤有无异常征象。

③营养液最好现用现配，若有剩余，将其储存于4 ℃冰箱内，且在24 h内用完。

④输液过程中加强巡视，注意液体滴入是否顺畅，调节控制好滴速，一般开始时缓慢，之后逐渐增加，最后保持输液滴速均匀。一般成人首日输液速度为60 mL/h，次日为80 mL/h，第3日为100 mL/h，液体浓度也要由低浓度开始，逐渐增加。输液的速度及浓度可根据患者的年龄、病情及耐受情况加以调节。

⑤静脉营养液内严禁加入其他液体、药物及血制品，也不可在静脉导管处采集血标本或监测中心静脉压。

⑥输液过程中要及时换液，应防止液体中断或导管脱落，防止发生空气栓塞。

⑦使用前及使用过程中，每日记录出入液量，定期检查血常规、血糖、电解质、氧分压、血浆蛋白、酮体、尿糖及尿生化等，根据患者体内代谢的动态变化及时调整营养液配方。

⑧停用肠外营养时应提前在2～3日内逐渐减量，不可骤停。

⑨密切观察有无并发症的发生。若发现异常情况应及时与医师联系，配合处理。

第三章 老年人的心理健康及精神护理

第一节 老年人的心理健康

对老年人来说,健康的意义不仅是身体的健康,心理的健康也是不能少的。心理健康的老年人才能有乐观的心态。老年人年老体迈活动能力变弱,活动的范围也会变小,这让老年人的交际圈变得狭小。而如今社会生活节奏飞快,子女除了给老年人物质上的照顾以外,往往很难有更多的时间陪伴老人。因此,老年人的心理很难得到慰藉。由于大脑功能的退化和离退休前后生活的急剧变化,有85%老年人或多或少存在着不同程度的心理问题。因此,维护和促进老年人的心理健康水平,加强对老年人常见心理问题的重视很有必要。

一、老年人心理活动的特征及影响因素

(一)老年人心理活动的特征

人到老年,身心都趋向老化,老年人的心理活动变化会出现不同的规律和特点。其心理活动的特征主要表现在以下几个方面。

1.记忆的特征

①记忆能力:变慢、下降,有意识记忆为主,无意识记忆为辅,初级记忆较次级记忆好。初级记忆是人们对于刚刚看过或听过的事物,当时还在脑子里留有印象的记忆。初级记忆随年老而减退得较缓慢,老年人一般保持较好,与年轻

人差异并不显著。次级记忆是对于已经看过或听过了一段时间的事物，经过复述或其他方式加工编码，由短时储存转入长时储存，进入记忆仓库，需要时加以提取。这类记忆保持时间长。次级记忆随年老而减退得明显快于初级记忆，老年人与年轻人差异较大。

②再忆能力：尚好，回忆能力较差，能认出熟人，但叫不出名字。再忆是当人们对于看过、听过或学过的事物再次呈现在眼前时，能立即辨认出自己曾经感知过的；而回忆是刺激物不在眼前而要求再现出来，其难度大于再忆，因此老年人与年轻人回忆能力的差异大于老年人与年轻人再忆能力的差异。

③意义记忆：较好，机械记忆不如年轻人。老年人意义记忆比机械记忆减退缓慢，他们对有逻辑联系和有意义的内容，尤其是一些重要的事情或与自己的专业、先前的经验和知识有关的内容，记忆保持较好，说明信息储存的效果在于目前的信息与过去已学过的能否很好地联系。意义记忆出现减退较晚，一般到六七十岁才有减退；相反，老年人对于需要死记硬背、无关联的内容很难记住，机械记忆减退较多，出现减退较早，四十多岁已开始减退，六七十岁减退已很明显。

老年人的记忆减退有较大的个体差异，并与健康状况、精神状况、记忆的训练、社会环境都有关系。针对老年人的记忆，可选择适宜的节奏，加强记忆训练，掌握记忆方法，保持情绪稳定。

2.智力的特征

智力是学习或实践获得的能力。可分为流体智力和晶体智力两大类。流体智力与神经系统的生理结构和功能有关，是一种以生理为基础的认知能力，如知觉、记忆、运算速度、推理能力等，它随老化而减退，老年人下降很明显。晶体智力指与文化、知识、经历有关的智力，如广泛的知识、文化、经验的积累，如词汇、一般信息和审美问题等。老年人可通过加强学习及进行相应的训练来延缓智力的减退，它不随老化而减退。

3.感知觉的特征

感知是心理过程的初始阶段，是最简单的心理活动。随着年龄的增大，各个感觉器官逐渐出现衰退，视觉、听觉、嗅觉、味觉开始下降，从而会出现行为迟缓、反应迟钝、注意力不集中、易跌倒等行为或问题，同时还易出现敏感、猜疑等情况。对此，老年人只能通过勤锻炼、勤学习、勤保养来减缓感知觉退化的情况。

4.思维的特征

思维是人脑对客观事物间接的、概括的反应。但老年人由于记忆力的减退，思维敏捷性、流畅性、灵活性、创造性都会出现下降。

5.情绪的特征

老年人的情感和情绪因社会地位、社会角色的变化，疾病，生活环境的不同而存在较大差异。在老化过程中，老年人的情感活动是相对稳定的，即使有变化也是生活条件、社会地位变化造成的，并非年龄本身所决定的，负面情绪的产生是极难改变的。老年人需要保持乐观的心态，树立正确的生死观。

6.人格的特征

人格是指人的特征或个性，包括素质、气质、能力、爱好、习惯、性格等。人到了老年期，人格也会逐渐发生改变，如出现不安全感、爱回忆往事、适应性差、会产生孤独感等。

（二）老年人心理活动变化的影响因素

1.社会角色的改变

由于社会地位的改变、角色的转换，一些老年人发生许多心理上的变化，从工作者变成了闲暇者，从社会财富的创造者变成了社会财富的索取者，在自己的生活、习惯、情绪等方面都出现了很多的不适应。

2.家庭人际关系和经济状况的改变

离退休后的老年人常以家庭活动为中心，家庭成员之间的关系、人际关系的变迁、老年人的婚姻状况都对其产生重要的影响。由于年老，老年人不再是财富创造的承担者，经济收入的减少会让老年人变得谨小慎微、沉默寡言。

3.各种生理功能减退和疾病因素

步入老年，机体各系统功能趋于衰退，脑细胞逐渐发生萎缩并减少，出现知觉下降、视力听力下降、记忆力下降、智力衰退等情况。同时，疾病不仅会损害老年人的生理健康，还会影响其心理状态。例如，脑动脉硬化会使脑组织供血不足，使脑功能衰退，严重时出现老年期痴呆症。

4.营养状况

营养是否充足影响着人体组织与细胞的正常生理活动，当营养不足时，人就会出现精神不振、乏力、记忆力减退等现象，甚至诱发抑郁症。随着年龄的增长，许多器官功能的衰退，对老年人的心理也会有一定的影响，所以老年人还需要在饮食上面有所改变。如应补充相应的维生素、膳食纤维、微量元素、蛋白质等，为自己的身体提供合理的营养。但是，在补充的过程中也应该根据自身情况而有所改变，如糖尿病患者应少食含糖量过高的食物，高血压患者应食用低盐、低脂的食物。

5.体力或脑力过劳

由于年龄的关系，老年人的体力或脑力等都不如年轻人，老年人在体力或者脑力消耗过度后会感觉到疲惫不堪，会发生记忆力减退、精神不振、身体乏力等情况，甚至出现一些异常心理状态。

6.其他

文化程度、道德伦理观念、思想意识的修养、信仰与理想等都会影响老年人的心理状态。

二、老年人心理健康的标准

（一）心理健康的概念

第三届国际心理卫生大会将心理健康定义为"心理健康指在身体、智能以及情感上与他人的心理健康不相矛盾的范围内，将个人心境发展成最佳状态。"从狭义上说心理健康也包括了认知功能基本正常、情绪稳定善于调适、人际关系和谐、社会适应良好的状态。

（二）老年人心理健康的标准

心理健康目前没有一个公认的客观标准，就是说心理健康是一个相对的概念。综合国内外心理学家的科学研究，结合我国老年人的实际情况，可以把老年人心理健康的标准大致归纳为以下几个方面。

1.智力正常

智力是人们在获得知识和运用知识解决实际问题时所必须具备的心理条件或特征，是人的观察力、注意力、想象力和实践活动能力的综合。智力是人正常生活的最基本的心理条件。

2.情绪健康

愉快而稳定的情绪是情绪健康的重要标志。情绪是人对客观事物的态度体验。拥有健康的心理，能经常保持乐观、自信的心态，积极向上、热爱生活；同时也善于协调和控制自己的情绪，能够通过正确地评价自身及客观事物而较快地稳定情绪。

3.意志坚定

意志是人有意识、有目的、有计划地调节和支配自己行动的心理过程。意志坚定的老年人在遇到问题时能经过考虑而果断地做决定，不容易冲动，不经常抑郁，能经受得起外界事物的打击。

4.关系融洽

人际关系是人们在生活中，彼此为寻求满足各种需要而建立起来的相互间的心理关系。融洽和谐的人际关系主要表现在：乐于与人交往，能与家人保持情感上的融洽；有广泛而稳定的人际关系；有志同道合的好友；能在交往中保持独立而完整的人格，有自知之明，不卑不亢。

5.适应环境

心理健康的人，能有效地和周围环境相适应；能正确地认识社会现状，及时地调整自己的行为，使心理行为能顺应社会改革的进步趋势；能对自己的行为负责。

6.人格健全

人格在心理学上是指个体比较稳定的心理特征的综合。人格健全的主要表现有以下三种。

①有正确的自我意识。

②以积极进取的人生观为人格的核心，积极的情绪多于消极的情绪。

③意志坚强，能经得起外界事物的强烈刺激，能正确地面对悲痛及困难处境。

7.行为正常

不同年龄阶段的人有其独特的心理行为特征。心理健康者应有与同龄多数人相一致的表现。心理健康的人的一切行为应符合自己的年龄特征及在各种场合的身份和角色。

三、老年人常见心理问题的护理

（一）焦虑

焦虑是老年期一种很普遍的现象，是指当个体感受到威胁时的一种不快的、痛苦的情绪状态。持久过度的焦虑会对身心健康造成影响。

1. 原因

①身体疾病和各种药物出现的不良反应。年龄的增长使老年人机的身体会出现各种各样的疾病，甚至当服药后身体出现相应的不良反应时，老年人会表现出焦虑。

②老年人体弱多病、行动不便、力不从心，对于许多事情想做却由于体力、精力的下降而做不了，这时就会出现焦虑情绪。

③生活当中出现的各类应激事件。

2. 表现

①害怕，担忧着危险或灾难的降临，甚至出现失去控制而发疯或濒临死亡的恐惧心理，注意力不能集中，充满无助感。

②精神紧张，整日提心吊胆，东张西望、坐立不安，甚至搓手顿足，惶惶不可终日，易激惹，对外界缺乏兴趣，因此造成社交的中断。

③出现内脏器官和自主神经系统的改变，如心悸、脉快、胸闷、透不过气、口干、腹痛、便稀、尿频和大汗淋漓等。

3. 护理措施

①帮助其树立战胜疾病的信心。出现焦虑时，首先要意识到这是焦虑心理，要正视它，不要用自认为合理的其他理由来掩饰它的存在。其次要树立消除焦虑心理的信心，充分地调动主观能动性，运用注意力转移的原理，及时地消除焦虑。

②老年人遇事要心宽，凡事要想得开，要使自己的主观思想不断地适应客观发展的现实。

③学会调节情绪和控制自我，遇事时尽量转移注意力、放松心理。

④重度焦虑时可采用药物治疗，如氯硝西泮、地西泮片等，须遵照医嘱使用抗焦虑的药物来缓解症状。

（二）孤独症

据全国性的心理数据统计，目前我国有70％的老年人或多或少都有患孤独症的倾向，如此庞大的一个潜在人群的确需要引起社会的关注。预防与治疗老年孤独症并不仅仅是老年群体之间的事，而是全社会各个阶层、各个年龄段都要经历的过程，与每个人都息息相关。

1.原因

①老年人离退休后脱离了原来的集体，生活节奏变慢，活动范围变小，与他人的交往也相对减少。

②老年人的子女、周围的邻居都忙忙碌碌，而自己却无所事事，使他们感到生活上无所适从，精神上无比空虚，从而出现孤独感。

③体弱多病，行动不便，降低了老年人与亲朋来往的频率。

④老年人与子女、小辈儿在兴趣、爱好方面大不相同，相互间的共同语言也很少，因此很难与其进行交流沟通，从而出现孤独感。此外，老年丧偶也是其出现孤独感的重要原因。

2.表现

老年人产生伤感、抑郁的情绪；吃不香、睡不好、精神疲惫、身体乏力；思维不能集中、记忆力减退等。

3.护理措施

①亲属应尽量每天与老年人交谈，了解其饮食习惯以及爱好等，消除老年人的顾虑，让老年人体会到家庭的温暖。并鼓励他们从心理上振作起来，增强战胜疾病的信心。

②老年人要尽量参加社会活动，结交新朋友特别是与同龄人进行沟通和交流，这样孤独感就会不攻自破。

③政府、社会也应给予相应的帮助，如逢年过节可以组织慰问老年人等活动。

④老年人可以培养体育锻炼、书画、养花等兴趣爱好充实自己的生活，使自己在精神上有所寄托。

(三)离退休综合征

离退休综合征是指职工在离退休后所出现的适应性障碍。部分老年人可能会出现焦虑、抑郁、悲哀等消极情绪,甚至引发疾病,加速衰老的过程,这极大地影响了老年人的身心健康。

1.原因

①离退休前后生活反差过大。

②离退休前缺乏心理准备。

③适应能力差。

④价值感丧失。

⑤缺乏社会系统的相关支持。

2.表现

①坐卧不安,行为重复,往返犹豫不决,整日不知干什么好,有的人觉得自己没事可做,还会有严重的失落感。

②注意力不能集中,还可能常做错事,性格变化很明显,特别容易急躁和发脾气,事事都不满意,有的老年人还表现出多疑。

③情绪低落,沮丧、郁闷,意志消沉、萎靡不振,有强烈的孤独感,甚至有可能出现失眠、多梦、心悸、阵发性全身躁动的现象。

④出现心烦意乱、紧张易怒、容易与他人发生冲突、冲突后后悔不已等焦虑症状。严重者甚至出现头晕头痛、失眠多梦、眼前发黑、听力减退、手足多汗并发冷、面色潮红或苍白等情况。

3.护理措施

①引导老年人正确看待离退休问题,退休只是人生的一个新起点,而不是终点。

②老年人离退休后空闲时间增多,可以积极参加各种社会活动,多培养自己的兴趣爱好,如下棋、养花、打太极、练书法等,这样既可以丰富生活,还可以激发对生活的乐趣,消除许多不良生理反应。

③帮助老年人重建离退休后的生活,建立良好的社会支持系统。

④注意老年人离退休后的心理调适,让老年人学会随遇而安。当遇到问题一时无法解决时,不妨抱着接纳的态度,坦然接受。

⑤老年人出现身体不适、心情不佳、情绪低落的情况时，应该主动寻求帮助，切忌讳疾忌医。对于患有严重的焦躁不安和失眠的离退休综合征的老年人，必要时可在医生的指导下适当服用药物，以及接受心理治疗。

（四）空巢综合征

空巢综合征是老年人在子女成家立业独立生活之后，由于适应不良出现的一种综合征，是老年人常见的一种心理危机。只有正确地认识老年空巢综合征的发病原因，采取积极的预防措施，在生活上多多关心老年人，才能够控制住空巢综合征的发生。

1.原因

①老年人独居的时间增加。由于子女忙于各自的工作，无法抽出很多的时间在家陪伴老年人，老年人单独待在家的时间增多。

②传统观念的冲击。大部分老年人有"养儿防老"的传统思想，老年人对子女的情感依赖性强，正需要子女陪伴的时候，子女却不在身边，有可能产生孤苦伶仃、自卑、自怜等消极情绪。

③老年人对离退休后的生活变化不适应，从工作岗位上退下来后感到冷清、寂寞。

2.表现

①会出现闷闷不乐、少语或长吁短叹，甚至偷偷哭泣、食欲缺乏等情况。

②活动减少，兴趣减退，与社会交往减少。

③感到寂寞和孤独，对自己存在的价值表示怀疑，陷入无趣、无欲、无望、无助的状态，甚至出现自杀的想法和行为。

④可导致一系列的躯体症状和疾病的发生，如睡眠质量差、早醒、头痛、乏力、食欲缺乏、心慌气短、消化不良、心律失常、高血压、冠心病、消化性溃疡等。

3.护理措施

①指导老年人要用正确的思想面对问题，如子女成家立业，工作繁忙，没有过多的时间照顾、陪伴老年人，老年人也要学会独处，善于克服生活方面出现的困难。

②鼓励老年人走出家门，拓展自己的社会交际，培养自己的业余兴趣如养

花、下棋、练书法、爬山等，让老年人体会到生活的乐趣。

③子女也应该多抽些时间陪老年人，与老年人多进行沟通交流，及时地了解老年人的需求，让老年人的孤独感、空虚感得到缓解。

④政府及社会提供相应的支持，完善老年保健养老制度，切实维护空巢老年人的合法权益。

四、老年人心理健康的促进

（一）帮助老年人树立正确的生死观

生老病死是一个自然现象，也是不可避免的。老年人不仅要树立正确的生死观，做到处之泰然，还应有积极的生活态度，克服对死亡的恐惧，让自己能够更加地珍惜生命、珍惜生活、珍惜时间。

（二）指导老年人树立正确的健康观

随着年龄的增长，老年人的身体素质和精力开始下降，身体有可能会受到多种疾病的影响，但是老年人应该以一种积极向上的态度面对，正视自己的疾病，听从医生的专业指导，积极配合，保持乐观的态度。

（三）妥善处理家庭关系

家庭和睦是老年人身心健康的基础。处理好与家庭成员的关系是非常重要的，对此，老年人要和家人（包括老伴儿、子女、小辈等）做好相应的沟通，能够相互了解彼此的需要，尽量做到相互体谅、相互包容。

（四）指导老年人做好离退休的心理调节

随着年龄的增长，身体素质及精力的下降，面临离退休是必然的情况，老年人在此之前就应该做好相应的心理准备，把离退休看作正常现象，自己安排好离退休后的生活。

（五）指导老年人日常生活中的心理保健

1.培养广泛的兴趣爱好

老年人应走出家庭，拓展自己的社会交际，培养自己的兴趣爱好，如下棋、打太极、养花、练书法、钓鱼等，这样不仅能开阔自己的视野，还能够丰富自己的生活，陶冶情操，有效地摆脱孤独和抑郁等不良情绪，使生理和心理达到健康水平。

2.培养良好的生活习惯

老年人应保持良好的生活习惯，如规律饮食、正常起居、戒酒戒烟、不暴饮暴食等；多参加社会活动，增进邻里关系。饮食有节、起居有常能帮助老年人克服消极的情绪，振奋精神。

3.坚持适量运动

老年人应该进行适量、适当的运动，如散步、慢跑、游泳等，既有益于增强体质，还能增强身体脏器的功能，并且可减轻因疾病产生的孤独、自卑、抑郁、焦虑等情绪。但要注意的是，老年人的运动时间不宜过长，运动量不宜过大。

（六）建立良好的社会支持系统

①进一步树立和发扬尊老敬老的社会风气。
②政府应尽快完善相关的老年保健养老制度，完善相关的法律。
③完善社区养老服务，促进多种类型养老机构的建立。

老年人心理健康的促进与维护是老年期不可缺少的环节。有效地促进和维护老年人的心理健康可使老年人发现病情的变化，并经过自我心理调节，使心态保持稳定，从而提高生活质量，只有这样才能更好地帮助到老年人，让老年人过上更好的生活。

第二节　老年人常见精神障碍问题的护理

随着我国人口老龄化的趋势日渐上升，老年人的精神障碍问题逐渐增多，对老年人精神障碍的正确护理也变得非常重要。

一、老年人精神障碍的特点

①老年人的精神障碍往往是多种因素共同作用的结果。

②无积极求治要求，治疗较困难。老年精神障碍者对于自己的疾病采取消极的态度，甚至放弃治疗，导致在治疗时显得较为困难。

③老年精神疾病往往伴有心脑血管疾病、糖尿病、肾病、骨关节疾病等。他们的精神症状也受躯体疾病的影响而变得既不稳定也不典型，甚至被掩盖。

④可能有两种以上的精神障碍同时存在，或者出现由一种精神障碍向另一种精神障碍过渡的现象。例如，阿尔茨海默病初期的患者伴有反应性抑郁情绪。

二、老年人精神障碍的护理

（一）老年期抑郁症

抑郁症是老年人最常见的精神疾病之一，老年期抑郁症是一种以持续低落的心境状态为特征的神经症，泛指存在于老年期（≥60岁）这一特定人群的抑郁症。

1.病因

①遗传因素：大样本人群遗传流行病学调查显示，与患者血缘关系越近，患病概率越高。老年抑郁症患者的家庭成员的患病率远远高于一般人群，其子女的发病率也高，这说明抑郁症的发病与遗传因素有着很大的关系。

②生理病理因素：年龄的增长会引起中枢神经系统发生各种生物化学变化，影响情绪的调节；下丘脑-脑垂体-肾上腺皮质轴功能失调导致昼夜周期波

动规律紊乱。

③心理-社会因素：生活中不断出现的各种负面情绪如家庭遭受重大灾难事故，子女缺乏对老人的关心、照顾等，都可能引起抑郁症的发生。

2.表现

①情绪低落、思维迟缓、兴趣缺乏及乐趣丧失。行为活动减少，不愿意参加正常的社交活动，不愿意与人沟通，常唉声叹气，甚至闭门不出。

②思维迟缓，语言明显减少，语速也减慢，反应迟钝。

③意志消沉，终日焦虑恐惧，整天坐卧不安、搓手顿足，惶惶不可终日，甚至出现严重失眠、不吃不喝、不言语的情况。

④自杀倾向。自杀是抑郁症最危险的症状，老年人由于情绪低落、悲观厌世，严重时很容易产生自杀的想法。

3.护理措施

（1）心理护理

①减轻患者的心理压力，帮助患者正确认识和对待生活中的负面现象，为患者多创造一些社会交往的机会，提高其人际交往的能力，帮助其认识生存的价值。

②增加与患者的沟通交流。鼓励患者抒发自己的感受，能及时了解到患者的想法。护理人员及家人也应该耐心倾听患者的各种心理问题，使患者能感觉到被尊重和理解，重新找回自信，以积极的态度面对自己的疾病。

（2）安全护理

患抑郁症的老年人容易出现自杀的观念和行为。患者可能事先计划周密，甚至伪装病情好转，以逃避医护人员和家属的注意，达到自杀的目的。医护人员和家属在照顾患者时要随时观察其心理状态，细心观察其生活状态，注意其一言一行，及时给予其心理上的支持与指导。同时为患者提供安全的环境，如提供光线明亮、整洁舒适的房间，还可以摆放适量鲜花等进行装饰，用以调节情绪，尽量焕发其对生活的热爱。最后，还须注意患者周围的危险药品、物品等的放置情况，妥善保管好这些危险物品、药品也是非常重要的。

（3）日常生活护理

患者的生活要有规律，保持合理的休息和睡眠，尽量减少白天睡眠的时间，可以采取一些措施来保证晚上的睡眠质量，如泡热水脚、不看刺激性的电视或书籍等；饮食方面，应注意营养成分的摄取，保持食物的清淡，如多食牛奶、鸡蛋、水果、蔬菜等，注意少食多餐。

（4）用药护理：用药后密切观察药物治疗效果及可能出现的不良反应，及时向医师反应。服用抗抑郁药后有可能出现口干、便秘、视物模糊、头晕、直立性低血压、恶心等症状，应注意观察，情况严重时应及时通知医生。同时，也应坚持长期服药，患者不可以随意增减药物、拒药、藏药。

（二）老年期痴呆症

老年期痴呆症是指在老年期由于大脑退行性病变、脑血管性病变、脑外伤、脑肿瘤、颅脑感染、中毒或代谢障碍等病因所导致的以痴呆为主要临床表现的一种疾病，是老年期各种痴呆的总称。主要包括阿尔茨海默病（AD）、血管性痴呆（VD）、混合性痴呆（MD）和其他类型的痴呆，多以AD和VD多见，比例高达78%~80%。

1.病因

①年龄及遗传因素：老年期痴呆症发病率随年龄的增长呈增高趋势。一般来说，AD多见于60岁以上的老年人，VD以75岁以下的老年人为多见。资料也显示，老年期痴呆症的发生与家族遗传也有很大的关系。

②药物及其他物质中毒：酗酒慢性酒精中毒可引起老年期痴呆症；长期接触铝、汞、砷及铅等，防护不善，引起慢性中毒后可以导致痴呆；一氧化碳中毒也是常见的导致急性痴呆的原因之一。

③脑血管疾病：脑血管疾病是老年期痴呆症较为常见的病因。最常见的有多发性脑梗死性痴呆，是由于一系列多次的轻微脑缺血发作，多次积累造成脑实质性梗死所引起。此外，还有皮质下VD、急性发作性脑血管性痴呆，可以在一系列脑出血、脑栓塞引起的脑卒中之后迅速发展成痴呆，少数也可由一次大面积的脑梗死引起。

④营养及代谢障碍：由于营养及代谢障碍造成了脑组织及其功能受损而导致痴呆，如各种脏器引起的脑病，像肾性脑病，是慢性肾衰竭、尿毒症引起的脑缺血、缺氧，可以导致痴呆。

2.表现

通常起病隐匿，患者及家属常常说不清何时发病。病程进展缓慢，整个病程经历5年以上，甚至达7~11年之久。根据病情的变化，将其大致分为三期。

第一期（轻度）健忘期，表现为：轻度语言功能受损；日常生活中出现明显的记忆减退，特别是对近期事件记忆的丧失，刚发生的事和说过的话不能记忆，忘记熟悉的人名；时间观念产生混淆；在熟悉的地方迷失方向；做事缺乏主动性及失去动机；出现忧郁或攻击行为；对日常活动及生活中的爱好丧失兴趣。

第二期（中度）混乱期，表现为：完全不能学习新的信息，但未完全丧失语言功能；老人变得更加健忘，常常忘记最近发生的事及人名；自理能力下降，不能继续独立地生活，如不能穿衣、如厕、煮饭、打扫卫生等；人格进一步改变，如对人冷漠、言语粗俗等，甚至出现无目的的游荡和其他异常行为。

第三期（重度）严重痴呆期，表现为：生活已经完全不能自理；老人不能独立进食；记忆力严重丧失，不能辨认家人、朋友及熟悉的物品，甚至出现大小便失禁的现象，智力趋于丧失。

3.护理措施

①心理护理：要注意尊重老人的生活习惯和自尊心，不要过多地指责，而要给予鼓励。痴呆患者仍然存在与他人交流的愿望，同时也有保持亲密感与距离感的需要。所以要鼓励老年期痴呆症患者进行社会交往，保持一定的社交能力。

②日常生活护理：了解患者的睡眠方式，合理安排患者的作息时刻表，必要时给予患者轻声安慰，有助于患者入睡；加强患者的营养，给予营养丰富又易于消化的食物，患者进食时要慢，防止噎食，定时进食，最好是与其他人一起进食；同时还考虑患者辨识、处理、理解盘中食物的能力及饮食习惯。

③安全护理：应妥善管理家电、煤气等，防止患者发生意外。患者外出须有人陪伴或把患者姓名、地址、家人联系方式等写在卡片上让患者带在身上，以防患者意外走失。针对运动障碍者，应注意保持地面的平整、干燥。

④用药护理：用药时，应全程陪伴在患者身旁，因为有的患者可能会出现忘记吃药或者吃错药的情况；药品也应该妥善管理，以防患者误服、乱服而导致中毒；要考虑到药物的不良反应，如果服用期间出现不良反应应该马上就医。

⑤健康教育：加强患者的能力训练，鼓励患者多参加力所能及的体育锻炼，训练日常生活能力，如练体操、打太极拳、散步等；生活方面训练自主排便或使用尿布、洗脸、穿衣等。家属及医护人员可以在平时对患者进行智力及记忆力训练；老年人要养成好的生活习惯，平时可以通过养花、下棋等方式锻炼大脑，以防出现痴呆症状。

第三节 老年人的沟通

随着社会的进步，科学技术的飞速发展，我国人口平均寿命逐渐增长，人口老龄化也逐年递增，在对老年人的养老与照护中，与老年人进行沟通已经变得不可或缺。老年人因其生理和心理上的因素，对其周围的事物都会异常敏感，怎样与老年人进行有效的沟通，就变得非常重要。

一、非语言性沟通

沟通是人与人之间进行交流的最好方式，但是在与老年人进行沟通的过程中，采用非语言的沟通技巧能让老年人恢复基本的生活能力，方便老年人的生活。非语音沟通包括面部表情、眼神、身体姿势、触摸等交流方式。

（一）面部表情

在与老年人进行沟通时，应注意面部的表情。沟通过程中护士应保持面部表情平和，保持微笑会让老人产生愉悦感和安全感，进而拉近与老人的距离，护士应运用自己的面部表情，与老人的情绪体验相一致，促进与老年人的沟通。

（二）眼神

在与老年人进行交谈时，应注意与老年人进行目光的接触，维持双方眼睛在同一水平线，让老年人觉得自己也是受到重视的；护士热情的服务会给老年人带来安全感，而且护士也可以从老年人的表情中判断老年人的心理状态。注意护士与老年人目光接触的时间不少于全部谈话的30%，也不超过全部谈话的60%。

（三）身体姿势

当言语无法准确交流时，可以适当运用身体的姿势来进行辅助表达。护士在与老年人进行交谈时，应注意保持老年人舒适的体位，不能让老年人出现紧张和不舒适的感觉。与听力下降的老年人沟通时,注意要面对老年人,肢体动作应缓慢、明显,这样利于有效地表达;对老年人进行照顾时,站在老年人的床旁,倾听老年人说话,以亲切、关怀的语气,让老年人感到舒适和温暖;当老年人无法口头表达清楚时,也可以让老年人使用他们的肢体语言来表达,同时护士也应给予相应的反馈。

(四)触摸

触摸可表达对老年人的关爱。当老年人情绪失控和不稳定时,可适当地触摸老年人,但是不要摸老年人的头部,以免造成老年人的反感,尽量地让老年人安定下来;握住老年人的手,扶住其手臂、肩膀,点头微笑等;同时护士也要适当地接受老年人用触摸头发、手臂的方式来表达谢意。

二、语言性沟通

沟通是人与人之间信息传递和交流的过程。对老年人而言,语言性的沟通是必不可少的。在语言沟通的过程中,能准确全面地评估老年人的健康状况,为确定护理诊断提供重要的依据,为实施提供保证。同时,也能了解到老年人的不同需求,了解其喜好,尽量去增强他们的自主能力。进行语言性沟通时,应注意以下几点。

①在沟通时保持尊重、友善和诚恳的态度。要有耐心,保证有充足的时间,避免做仓促的解释。

②沟通时,主动与老年人接触,可从打招呼、握手、日常问候开始。注意因人而异的礼貌称谓,必要时向老年人询问希望别人怎么称呼。初次见面要自我介绍,先谈些自己的事,待取得老年人的信任后再开展其他的话题。避免使用复杂的语言,尽量不要使用当下流行语。调整好对话音量,可以不断重复自己所说的话,因为老年人记忆力下降,可能会很快忘记讲过的话。

③交谈时应保持近距离,弯下腰或坐下来,保持面对面,目光相对交谈,视线不要游走不定,左顾右盼。同时避免直视老年人。吐字清楚,语速相对慢些。若对方听力下降,要稍大声,或靠近耳边说。

④避免与老年人争辩,以免对方沉默不言或趋于自卫。并且在分析老年人的话语时应小心谨慎,在老年人未完成表达时不能胡乱下结论。

⑤多创造老年人与同年龄人交流的机会。同年龄人间更易于相互理解。可以设置必要的交流空间，如露天休息亭、健身活动处、老年人俱乐部等，供老年人们聚在一起聊天。

⑥尽量选择安静、没有干扰的地点与老年人交谈。

⑦有心理障碍或自闭倾向的老年人，要了解其心结，花更多的时间，用加倍的耐心去体贴老年人的心，直到其主动开口说话。对有语音障碍的老年人，必要时想方设法共同商定替代手段，如利用手势、文字或图画、符号等替代日常言语。

三、老年人的人文关怀

人文关怀是人性化护理的范畴，是以人为本的管理。重视老年人的要求，充分发挥其主观能动性，运用人性化管理的理念，重视对老年人的人文关怀，为其创造宽松的人际环境，改善不健康的行为，能有效地提高老年人的满意度。老年人的人文关怀主要体现在以下几个方面。

（一）家庭

①子女应加强对老年人的关注，在自己的工作之余抽出一些时间来与老年人进行沟通交流，及时了解老年人的需求。

②家人应经常陪老年人聊天，这样能够满足老年人的精神需求，使他们的心理得到慰藉，从而用一种乐观的心态来面对生活。

③子女可以在工作、生活之余抽时间陪老年人散步、娱乐等，用以缓解老年人内心的孤独感。

（二）社会

①社区应该积极发挥自身优势，充分挖掘资源，积极开展各类活动，从而丰富老年人的业余生活，满足他们的情感需求。

②政府部门在大力推行城乡社区居家养老服务照料中心建设的同时，可以学习周边城市的一些先进做法，如在部分小区内推行以"楼长制"为基础的养老服务试点，通过财政补贴方式，每天前往空巢老年人的家进行探视，为老年人提供各种服务。

③对于一些空巢老年人，可以组建志愿者服务团队或是聘请养老助理员进行帮扶，积极探索新形势下的居家养老模式。而这些志愿者在定期上门为老年人提供生活服务的同时，也应该经常为老年人开展心理疏导，满足老年人的精神生活。

④引导老年人选择适合自己的精神生活方式，如读书、看报、下棋、打太极等，以充实自己的精神生活；鼓励老年人拓展自己的社会交际，寻找新的精神支点，接受新的观点和新的事物。

（三）自身

其实人文关怀不仅是针对其他人，包括老人自身也可以存在人文关怀。

①老年人可以注重自身的心理，端正态度，用乐观、积极向上的精神面貌来面对生活。

②老年人可以扩大自己的人际交往，多培养自己的业余爱好，让自己的生活更加有意义。

③老年人可以充分发挥自己的能动性，不断学习新的知识，接受新的观点、新的事物。

第四章　老年人的日常生活护理

第一节　老年人的居住环境

一、老年人居住环境的安排

老年人的生活环境要注意尽量去除妨碍生活行为的因素，或调整环境使其能补偿机体缺损的功能，促进生活能力的提高。

（一）老年人对居住环境的一般性需求

老年人对居住环境的一般性需求主要包括光线、颜色、温湿度、气味、声音等五个方面。

1.光线

老年人对阳光的渴望不仅是生理需求，也是心理需求，光线不足或照明度差，容易引起老年人跌倒、视力过度疲劳等问题。房间里光线应充足，避免强光照射。安装夜灯，每个房间的入口处和床旁应安装电灯开关，方便老年人使用。

2.颜色

颜色对人的情绪和行为有一定的影响。使用不同的颜色可以产生不同的情绪。台阶、楼梯踏步、扶手采用鲜艳的颜色，便于老年人行走。老年人对颜色感觉的残留较强，故可将门涂上不同的颜色以帮助其识别不同的房间。

3.温湿度

老年人的体温调节能力较低,室温应在22～24 ℃较为适宜。室内合适的湿度则为50 %～60 %,室内湿度过低会导致口干舌燥,室内湿度过高会加重老年人的心脏和肾脏的负担。

4.气味

新鲜的空气对老年人很重要。但老年人因行动不便在室内排便或大小便失禁时,易导致房间内有异味。虽然有些老年人嗅觉迟钝而对这些气味不在意,但这些气味对周围的人会造成不良的影响。故应注意及时、迅速地清理排泄物及被污染的衣物并适当通风。一般居室每天应开窗2次,每次20～30 min,以保持室内空气新鲜,去除异味。

5.声音

安静的环境是老年人对居住环境的基本需求。长期强噪声居住环境,可使老年人出现听力减退、头晕、耳鸣、失眠、记忆力减退及全身乏力等问题,老年人居住的环境白天的噪声应低于50 dB,晚上的噪声宜低于40 dB。

（二）老年人居住环境的布置要求

老年人居住环境的布置应遵循"四通一平"的原则,即视线通、光线通、路线通、声音通、地面平。通向卫生间的通道应保持通畅,不宜放置家具和物品;不宜使用小块地毯,以防变成障碍物致跌倒;家具不宜过多,摆放有序,且固定。

（三）老年人居室家具的选择

1.家具色彩要淡雅、自然

由于老年人感知系统功能弱化或出现障碍,居室内家具与装饰色彩的选择、搭配要得当,可利用色彩的反差、对比帮助视觉障碍、智力障碍的老年人进行空间、物品的辨别,通过有意识配置的环境色彩,强化老年人的感知功能,同时达到美感与功能的协调兼顾。

2.家具要高低适宜

床的高度以老年人坐在床上足底能完全着地、膝关节与床呈90°最为理想。

3.家具要软硬适宜

老年人使用的沙发不宜过软,过软不便于起立;床垫的硬度以易于活动、不陷身体为宜，必要时床两侧可安装扶手，便于老年人自床上移至轮椅或便具等处；为预防和治疗腰部疼痛，应选择木板床。

4.安全性保证

家具有靠背、扶手，特别是椅子、卫浴用具；家具无棱角，家具边缘尽量采用圆滑形状设计。

（四）智力障碍老年人居住环境的要求

家是智力障碍老年人最理想的居所，由于感知觉障碍，新环境易导致智力障碍老年人焦虑，智力障碍老年人还非常容易发生跌倒、走失等安全问题，所以一定要确保其安全，在一般老年人居住环境需求的基础上，还应增加防走失措施以及居室内显著的引导标识。尽可能地利用智力障碍老年人居住环境中的物品或家具强调其与过去的联系，减缓其记忆障碍的发展。

二、老年人居住环境的评估

通过对环境的评估，可以帮助老年人选择良好的生活环境，有效地去除妨碍生活行为的环境因素，创造发挥补偿机体缺损功能的有利因素，促进老年人生活质量的提高。

居住环境是人们的生活场所，是学习、社交、娱乐、休息的地方，由于人口老龄化的出现、空巢家庭的日益增多，大量老年人面临着独居生活的问题。评估是为了了解居住环境对老年人生活自理能力的支持与维护度。评估时应了解其生活环境/社区中的特殊资源及其对目前生活环境/社区的特殊要求，居家环境的安全因素是评估的重点（表4-1），通过家访可以获得这方面的资料。

表4-1 老年人居家环境的安全评估要素

环境	部位	评估要素
一般居室	光线	光线是否充足
	地面	是否平整、干燥、无障碍物
	温湿度	是否适宜
	空气	空气是否清新，有无异味
	声音	是否适宜

续表

环境	部位	评估要素
家具	高度	是否在老年人膝盖下，与其小腿长度基本相等
	软硬度	是否适宜
	安全性	棱角是否圆钝
	摆放	是否整齐、简洁
厨房	地板	有无防滑措施
	燃气	"开""关"的按钮标志是否醒目
浴室	浴室门	门锁是否内外均可打开
	地板	有无防滑措施
	便器	高低是否合适，是否设扶手
楼梯	台阶	是否平整无破损、高度是否合适，台阶之间色彩差异是否明显
	扶手	有无扶手

三、老年人居住环境的合理安排

营造良好的生活环境，对促进老年人的健康，提高老年人的生活质量有着重要的意义。

（一）居家养老环境的合理安排

1.家庭内的物理环境

为了适应老年人的健康状况，应重视居室环境的改善。居室环境的改善要遵循的原则是自理、安全、方便、舒适。房间内光线应充足，避免强光照射；台阶、楼梯踏步、扶手采用鲜艳的颜色，方便老年人行走；每天开窗通风2次，每次20~30 min，保持空气新鲜，减少室内污染；居室门口足够宽，方便轮椅通过，避免设置门槛；室内地板选用防滑材料，去除松散的地毯，地板上不能有电线。楼梯装设扶手，避免堆放杂物，阶梯边缘有醒目标志，阶梯边缘最好加上防滑贴条，避免跌倒；移动家具的位置，便于老年人在室内行走时扶握；家具牢固固定，避免杂乱摆放；家具的转角应尽量做成弧形，以免碰伤老年人；浴室门应从外面可以打开，地面铺防滑砖，在沐浴区放防滑垫以防跌倒；浴室内安装扶手和通风装置，同时应安装水温控制装置以防烫伤；厨房地面应防滑，毛巾、窗帘和其他易燃物品应远离灶台；厨房吊柜不宜太高，方便老人取物；不要使用煤气灶或者烤箱加热室内。

2.家庭内的社会环境

家庭内的社会环境主要指的是家庭内的人际关系，包括夫妻关系、亲子关系、兄弟姐妹关系、婆媳关系、祖孙关系等，这些关系共同构成了一个相互联系、相互影响的家庭关系网络。任何一种家庭关系的紧张，都有可能影响整个家庭的稳定与和谐。在这些家庭关系中夫妻关系是核心，父母子女关系是重点。在所有家庭成员中，配偶最可能成为老年人的知心人和提供救助者。配偶在经济支持、日常生活照护和精神慰藉方面都发挥着子女们无法替代的作用。对老年人来说，丧偶意味着精神上孤独和生活上无人照料。在老年人的家庭照顾系统中，子女是老年人照护的重要基础，应承担的照护责任包括经济支持、日常生活照料、精神疏导和患病后的护理等。

（二）机构养老环境的合理安排

1.机构养老的居住环境安排

第一，在养老机构环境设计的过程中，地面必须要水平和平整，不能有高坎或高度差和凹凸，同时要给轮椅留有足够的活动空间。对失明和弱视的老年人而言，在空间设计中，还要求尽可能地减少室内地面家具，能固定的要固定，一般以壁橱集中收纳为好，确保老年人在身高及四肢活动范围内无障碍物。

第二，环境安排要照顾到不同类型的失能老年人。养老机构适老环境的功能设计，必须与不同类型的失能老年人相匹配，才能达到事半功倍的效果。失能老年人一般因个人生理或心理条件与建筑环境条件存在差距，在使用建筑环境时可能受到限制。例如，智力障碍者存在个人障碍，我们虽然无法以独立方式归纳整理出其特性和要求，但是可以根据其他行动不便者的需求设计环境，帮助智力障碍者认识和使用，保障安全。房间设计单门宽度大于100 cm，双通道双门宽度大于200 cm，便于轮椅等出入；室内放置轮椅、坐便椅、浴椅、护理床等。

第三，设计符合安全性原则。根据大多数老年人长久形成的居住习惯，提供传统形式的室内空间设计，在家具、家电、生活器具的尺寸方面符合老年人的身体特征。

2.机构养老的社会环境安排

合理安排适合老年人活动的公共区域，如老年活动中心、棋牌中心、餐厅、功能训练室和室外活动场所等；室外活动场所面积合适，绿化、喷泉、亭子、长廊等须考虑在内。注重环境的绿化，配以桌椅、灯具等。还可为老年人提供一个具有私密、隐蔽、安全特征的用来休息、交谈的安静场所。

第二节 老年人的休息与活动

一、老年人的休息与睡眠

休息、睡眠与人的健康息息相关，然而老年人由于生理、病理与心理的一系列变化，常常表现为正常睡眠紊乱，出现失眠的状况。失眠不仅影响老年人的日常生活，还会影响老年人的心情和情绪，引发诸多身心疾病或加重原有疾病，甚至导致意外伤害。

（一）休息

休息是指一段时间内相对地减少活动，使身体各部分放松，处于良好的心理状态，以恢复精力和体力的过程。休息并不是不活动，有时变换一种活动方式也是休息，如长时间做家务后，可站立活动一下或散散步等，将合理的休息穿插在日常的生活活动中。老年人需要相对较多的休息，但应注意以下几点。

1.注意休息质量

有效的休息应满足三个基本条件：睡眠的充足、心理的放松、生理的舒适。因此，简单的卧床限制活动并不能保证老年人处于休息状态，有时这种限制甚至会使其感到厌烦而妨碍了休息的效果。适度而有规律的活动可促进睡眠，提高睡眠的质量。故老年人要注意劳逸结合，合理调整休息和活动的节律。为了保证健康，老年人的睡眠要充足，活动后适当采取坐、卧方式休息。

2.调整休息方式

卧床时间过久会导致运动系统功能障碍,甚至出现压疮、静脉血栓、坠积性肺炎等并发症,因此应尽可能对老年人的休息方式进行适当的调整,尤其是长期卧床者。

3.避免发生意外

老年人在改变体位时,要预防直立性低血压或跌倒等意外的发生,如早上醒来时不应立即起床,而应在床上休息片刻、伸展肢体,再准备起床。

4.适当采用调节性休息

看书、看电视、打牌等都属于调节性休息,但不宜持续时间过长,如果持续时间过长,不仅达不到休息的目的,反而增加大脑、躯体和眼睛的疲劳感。应适当地活动肢体、举目远眺或闭目养神进行调节。

(二)睡眠

睡眠是重要的生理现象,良好的睡眠可调节生理功能,维持神经系统的平衡,是人的精力和体力由疲劳恢复正常的最佳方式。由于生理和病理的原因,老年人的睡眠质量普遍偏低。60岁以上的老年人中,57%有睡眠障碍,这严重威胁了老年人的身心健康,并造成注意力不集中、记忆力减退和生活质量下降等问题。

1.老年人的睡眠特点

睡眠的发生与调控是大脑所特有的功能之一,表现为周期近似24 h的生物节律,即睡眠-觉醒节律。睡眠和觉醒是大脑的两个周期性相互转化的主动生理过程,睡眠具有非快速眼动睡眠和快速眼动睡眠两种不同的时相时态,且两个时相相互交替。由于机体的正常老化和大脑功能的日渐衰退,老年人睡眠-觉醒节律的调节功能受到损害,导致睡眠调节功能下降,表现为睡眠昼夜的时间紊乱:夜间睡眠时间减少,白天睡眠时间增多。

随着年龄的增长,老年人睡眠的质和量逐渐下降,但对睡眠的需求并没有因此减少,只是睡眠的生理节律分布发生了变化,睡眠能力降低。老年人睡眠的主要特点有以下几种。

①睡眠时间缩短,睡眠效率降低,65岁以上的老年人平均就寝时间为9 h,但实际睡眠时间平均为7 h。

②夜间睡眠比较浅,易受内外因素的干扰,觉醒频繁,睡眠变得断断续续。

③睡眠时相提前,趋向早睡早醒。

④睡眠昼夜的时间紊乱，夜间睡眠减少，白天嗜睡。

2.老年人常见的睡眠障碍

老年人常见的睡眠障碍有失眠、睡眠呼吸暂停综合征（SAS）、周期性肢体运动障碍、下肢不宁综合征（RLS）。

（1）失眠

失眠是指个人感到睡眠不足，包括睡眠时间、深度和体力恢复不够。临床上失眠有两种类型：入睡困难和续睡困难或早醒。老年人的失眠可原发，但大多继发于躯体疾病、精神障碍或药物因素。根据病程长短，失眠可分为急性失眠、亚急性失眠和慢性失眠。急性失眠也称为短暂性失眠，持续时间小于1周，可能与压力体验、生病及睡眠规律改变有关，一般不需药物治疗，一旦导致失眠的原因解除，症状可消失。亚急性失眠也称为短期性失眠，时间持续1周至1个月，这种失眠与压力明显存在相关性。例如，重大躯体疾病或手术，亲朋好友去世，发生严重的家庭、工作或人际关系问题，等等。慢性失眠，持续时间大约1个月，其原因复杂且较难发现，许多慢性失眠是多种因素联合作用的结果，需要经过专门的神经心理和精神等测试。

（2）睡眠呼吸暂停综合征

睡眠呼吸暂停综合征是指在睡眠过程中由多种原因导致的反复发作的呼吸暂停，可引起低氧血症、高碳酸血症的临床综合征。其诊断标准为：每晚7 h睡眠过程中，鼻或口腔中的气流暂停每次超过10 s，暂停发作超过30次以上（或每小时睡眠呼吸暂停超过5次以上，老年人超过10次以上）。

（3）周期性肢体运动障碍

周期性肢体运动障碍为睡眠相关的神经-肌肉功能失调，是在睡眠中反复出现下肢肌肉收缩，又称夜间肌痉挛，下肢肌肉收缩常持续2 s，大约每隔30 s出现1次，可引起睡眠觉醒。周期性肢体运动障碍患病率随年龄的增长而升高，65岁以上老年人群患病率约为45%。

（4）下肢不宁综合征

下肢不宁综合征是一种内源性的睡眠紊乱，其特点是腿部感觉异常，患者主诉腿部有疼痛、虫咬、烧灼或爬行的感觉，这些症状多发生在入睡时，从而导致患者入睡困难、睡眠中觉醒次数增多。

老年人睡眠障碍的原因错综复杂，与多种因素有关。老年人的睡眠障碍通常属于继发性的，与躯体因素、精神疾病因素、社会因素或药物因素等有关。以上因素联合作用引起老年人的睡眠障碍，所造成的危害主要有以下几种。

①加重躯体和精神疾病，降低躯体功能，增加跌倒风险。

②注意力、记忆力等认知功能减退，引起痴呆。

③生活质量、工作能力及社会适应性下降。

④造成情绪沮丧，引起焦虑、抑郁。

⑤诱发心脑血管疾病、内分泌代谢障碍等疾病。

⑥增加死亡风险，如睡眠呼吸暂停与心脑血管疾病的突然发作、睡眠猝死等有直接联系。

3.促进老年人睡眠的护理措施

（1）一般护理

日常生活中可采取以下措施改善老年人的生活质量。

①提供舒适的睡眠环境，调节卧室的光线和温度，保持床褥的干净整洁，并设法维持环境的安静。

②帮助老年人养成良好的睡眠习惯，提倡早睡早起、午睡的习惯，限制白天睡眠时间在1 h左右，同时注意缩短卧床时间，以保证夜间睡眠质量。

③晚餐避免吃得过饱，睡前不宜饮用咖啡、酒或大量水，并提醒老年人于睡前如厕，以免夜尿增多而影响睡眠。

④情绪对老年人的睡眠影响很大，调整老年人的睡眠，首先要调整其情绪，有些问题和事情不宜夜间告诉老年人。

⑤向老年人宣传规律锻炼对减少应激和促进睡眠的重要性，指导其坚持参加力所能及的日间活动。

（2）非药物治疗

认知行为疗法综合了认知疗法、行为疗法以及睡眠健康教育，可有效治疗失眠。认知疗法帮助老年人树立信心，减少恐惧，重建睡眠信念。行为疗法通常包括刺激控制疗法、睡眠限制法以及放松疗法等。刺激控制疗法的目的在于恢复床作为睡眠信号的功能，减弱床和睡眠不相关活动的联系，建立睡眠-觉醒规律。该方案要求当老年人在有睡意时上床，如果15～20 min内无法入睡，则起床离开卧室，做些轻松的活动，直到产生睡意再回到卧室睡觉，必要时重复以上活动；同时老年人也必须避免白天过多打盹，保证每天在同一时间起床。睡眠限制法，常与刺激控制疗法一同进行，指导老年人减少花在床上的非睡眠时间，提高睡眠效率。当睡眠效率低于80％时，应减少15～20 min的卧床时间，睡眠效率超过90％时允许增加15～20 min的卧床时间，通过周期性调整卧床时间直至达到适当的睡眠时间。放松疗法有肌肉放松训练、冥想放松及自我暗示法等，可通过放松疗法减少精神和躯体的紧张来治疗失眠。此外，光疗对睡眠-觉醒节律改变的老年失眠患者也有一定的治疗效果。

（3）药物治疗

最常用的药物有苯二氮䓬类药物，能减少睡眠潜伏期和夜间醒来的次数，但老年人对这些药物比较敏感，易产生不良反应。非苯二氮䓬类催眠药也常用于治疗失眠，如酒石酸唑吡坦片和佐匹克隆片，这类新型催眠药不良反应较轻，耐受性良好，不易产生依赖性和停药反应等。此外，使用褪黑素也能适当提高老年人的睡眠质量，该药被称为"生理催眠剂"，能缩短入睡时间，增加睡眠总时间，且没有明显的不良反应。然而老年人的药物代谢能力减退，药物治疗时应注意：小剂量用药；间断用药（每周2～4次）；短期用药（不超过3～4周）；逐渐停药，防止停药后复发。遵循上述原则，从而防止在用药过程中或停药后出现睡眠时相改变、白天残留效应、药物耐受及依赖现象，并减少复发。

我们应充分关注老年人的睡眠问题，提高睡眠障碍的识别率和诊治率，恢复老年人的社会功能，提高生活质量。

二、老年人的活动

人类的基本活动是指维持人类生存所必需的活动。基本活动包括走、跑、跳、投、攀登、爬越、支撑、负重、搬运、涉水等。这些活动与人们的生活息息相关，而老年人的活动变得缓慢、有目的性、更加谨慎。通过活动可以满足亚伯拉罕·马斯洛（Abraram Maslaw，以下简称"马斯洛"）提出的人的基本需要。活动可以使老年人保持机体活力，改善新陈代谢，延缓衰老的进程，增强和改善机体各脏器的功能，提高对疾病的抵抗力，拓展生活和交友空间，使老年人在生理、心理及社会各方面获得益处。因此，维持老年人活动是一个极其重要的问题。然而，随着人体的正常衰老，老年人的发病率增高，这些疾病往往影响老年人的活动，造成老年人行动不便，活动受限。但老年人普遍存在不服老和不想麻烦别人的心态，使得老年人在活动过程中容易出现安全问题。因此，护理人员应了解影响老年人活动的因素，评估其活动能力，选择适合老年人活动的方式，指导老年人做好常见意外损伤的预防，确保老年人的活动安全。

（一）老年人的活动种类、活动量与强度

1.老年人的活动种类

老年人的活动种类可分为：日常生活活动、家务活动、职业活动、娱乐活动、体育锻炼等。日常生活活动是最基本的活动，如进食、穿衣、个人清洁卫生等；家务活动种类繁多，而且所需动作非常复杂，但是家务活动的内容实用性强，能引起老年人的活动兴趣，如取放衣物、收拾房屋、清洁环境等；职业活动属于发展自我潜能、实现自身价值的活动，如手工劳动、机械装配等；娱乐活动与体育锻炼则可以促进老年人的身心健康。老年人应根据年龄、性别、体质状况、锻炼基础、兴趣爱好及周围环境条件等因素选择合适的活动项目。老年人只有掌握运动的强度和时间，实现科学锻炼，才能达到强身健体、活跃老年生活的目的。

2.老年人的活动量与强度

老年人个体差异性较大，因此要制订个性化的运动计划。老年人的活动量与活动种类及强度应根据个人的能力和身体状况选择。一般认为，活动所消耗的能量如果在4180 kJ以上，可以起到预防某些疾病、强身健体的作用。通过计算老年人每天活动所消耗的能量，为老年人选择合适的活动方式和时间。

（二）影响老年人活动的因素

不良的生活因素、某些疾病及不良的环境和心理因素等均是影响老年人活动的因素。了解影响老年人活动的因素，有利于护理人员采取恰当的预防和护理措施。

1.不良的生活因素

不适当的服装可能会阻碍活动，尤其对使用轮椅、导管、假肢的老年人影响更大。鞋码尺寸过大或过小、鞋底过硬或无防滑、鞋跟过高、鞋子系带过长等，容易造成老年人绊倒。对于坐轮椅、留置导管的老年人，若缺乏合适的轮椅袋、导管袋等，会使其不方便活动。

2.不良的健康因素

（1）心血管系统

①最大耗氧量下降：老年人活动时的最大耗氧量会下降，且随年龄增长而递

减。其原因可能与老年人最高心率减少，最大心排血量下降，同时受肥胖、活动减少或吸烟等因素的影响有关。

②最高心率下降：当老年人做最大限度的活动时，其最高心率要比年轻人低。一般情况下，老年人的最高心率约为每分钟170次。

③心排血量下降：老年人由于心脏老化，泵血功能下降，因而心排血量下降，最大搏出量下降，心脏储备功能减弱，当活动量增加时，心排血量无法上升到预期值，对运动的适应能力同样下降。

（2）肌肉骨骼系统

老化使肌肉体积减小，肌力减退，肌张力下降，从而使老年人的骨骼支撑力下降，活动时容易跌倒。老化对骨骼系统的张力、弹性、反应时间，以及执行功能都有负面的影响，这是造成老年人活动量减少的主要原因之一。

（3）神经系统

神经系统的老化多种多样，影响老年活动的神经因素因人而异。老化会造成脑组织血流量减少、大脑萎缩、神经树突数量减少、神经传递速度变慢、神经反射时间延长、反应迟钝，这些均会影响老年人的活动姿势、平衡状态、运动协调性及步态。

（4）其他疾病因素

伴随老化而来的是频繁的疾病困扰。值得特别注意的是，这些疾病严重妨碍了老年人的活动。共济失调步态、骨质疏松症、类风湿关节炎、骨性关节炎、糖尿病、慢性阻塞性肺疾病、心脏病、帕金森病、意外事件等显著影响老年人的躯体功能和运动。患病老年人的活动还可能会受到感觉异常，偏瘫，神经运动障碍，骨折，足、膝、髋关节问题及消耗性疾病的影响，特别是老年女性更容易受累。

3.不良的环境因素

老年人经常因为缺乏交通工具或失去驾驶能力而局限于一定范围进行活动。缺乏助行器如拐杖、轮椅等，居室面积狭小，居住楼房无电梯，生活周边拥挤，缺乏残疾人通道等都是影响老年人活动的环境因素。

4.不良的心理因素

部分老年人因跌倒的经历或担心害怕跌倒而活动受限。另外还有部分老年人由于缺乏对自身疾病的了解，担心活动会加重病情而有意地限制活动。

(三)老年人活动的原则

1.因人而异,选择适宜

老年人应根据自身的年龄、性别、体质状况、锻炼基础、场地条件,选择适宜的运动项目、运动时间、运动量及运动强度。制订符合老年人兴趣及能力范围的运动目标和运动计划。

2.量力而行,循序渐进

机体对运动有一个逐步适应的过程。因此,运动和锻炼应该有目的、有计划、有步骤地进行。运动强度要由小到大、逐步增加,运动时间不宜过长,动作也应由慢到快、由简单到复杂,不要急于求成。

3.贵在坚持,持之以恒

锻炼身体必须保证经常性、系统性,要有一个逐步积累的过程。若间断进行,各器官系统得不到连续的刺激,效果不佳。通过锻炼增强体质、防治疾病,一般要坚持数周、数月,甚至数年才能取得效果。

4.运动时间恰当

老年人的运动时间以每天1~2次,每次30 min左右,一天运动总时间不超过2 h为宜。运动时间宜选择在上午,但应避免起床后马上进行剧烈运动。其他时间可按个人情况而定,如选择在下午或晚上,最好安排在15:00—17:00。

5.场地选择适宜

运动场地尽可能选择空气新鲜、安静清幽、地面平坦的室外,如小区内、操场、公园、树林、海滨、湖畔、疗养院等。

6.自我监护运动锻炼

最简便的检测方法是以运动后心率作为衡量标准,即运动后最适宜心率=170-年龄。

(四)老年人活动的指导

1.合理安排饮食与运动

饥饿时不宜进行运动,在体内能量不够用时勉强运动会对身体造成损伤。饭后不宜立即运动,因运动减少消化系统的血液供应及导致交感神经兴奋,从而抑制消化器官的功能活动,影响消化吸收,甚至引发消化系统疾病。也不宜在空腹时运动，以免引起心律失常状况的发生。如在饭前锻炼至少要休息30 min后才能进餐，饭后至少要休息1.5 h后才能锻炼。

2.运动时要穿合适的衣服

运动时最好穿伸展性、透气性好且长短适宜的运动服，以便肌肉关节的运动。要选择大小合适、软硬适中、穿着舒适的运动鞋。

3.注意气候变化

老年人对气候的适应能力较差，夏季高温炎热，户外运动要防止中暑；冬季严寒，户外运动要防止跌倒和感冒。进行户外运动时，宜选择适宜天气和空气质量较好的上午或傍晚时段进行。如遇到恶劣天气，应适当调整运动方案。

第三节 老年人的饮食与排泄护理

一、老年人的饮食与营养

（一）老年人的营养代谢特点

1.代谢功能降低

①基础代谢率下降：老年人代谢速度减慢，代谢量减少，基础代谢率一般要比青壮年时期降低10%~15%，75岁以上老人可降低20%以上，而较中年人降低15%~20%。主要原因是老年人非脂肪组织减少、甲状腺素减少、钠钾ATP酶活性降低，血管对去甲肾上腺素的反应减弱。

②合成代谢降低：老年人分解代谢增高，合成代谢降低，致使合成与分解代谢失去平衡，引起细胞功能下降及营养不良。

2.体内成分发生变化

①脂肪组织和非脂肪组织比例发生变化，脂肪组织随年龄增长而增加，非脂肪组织随年龄增长而减少。

②细胞量减少，老年人细胞凋亡的速度加快，常表现为细胞的减少与破

坏。部分脏器的重构和肌肉组织的重量减轻，如老年人肌肉萎缩或胃肠蠕动减弱。

③体内水分减少，主要是细胞内液的减少。

④体内无机盐成分变化，老年人体内无机盐成分的改变主要是钾、钙、镁、磷的含量减少，极易出现低钾、低镁、低钙的临床变化。因此，老年人的营养支持应当特别关注电解质紊乱问题，并及时地加以纠正。

⑤骨组织矿物质减少，老年人身体中的钙、磷减少，常导致骨组织矿物质降低，出现骨密度下降，易发生不同程度的骨质疏松症，在遇轻度外力时易引起病理性骨折。

3.生理功能下降

老年人的味觉功能下降，特别是苦味和咸味感觉功能显著丧失，同时多伴有嗅觉功能低下的症状，不能或很难嗅到食物的香味，所以老年人喜好味道浓重的饮食。多数老年人握力下降，部分老年人还可由关节病变和脑血管障碍等引起关节痉挛、变形，以及肢体的麻痹、震颤而加重自行进食的困难；牙齿缺失以及咀嚼肌群的肌力低下可影响老年人的咀嚼功能，甚至严重限制其饮食的摄取量；老年人吞咽反射能力下降，容易误咽食物而引起肺炎，甚至发生窒息死亡；对食物的消化吸收功能降低，导致老年人所摄取的食物不能有效地被机体利用，特别是摄取大量的蛋白质和脂肪时，容易引起腹泻；老年人易发生便秘，而便秘又可引起腹部饱胀感、食欲减退等，对其饮食和营养的摄取造成负面影响。

4.疾病影响食物的消化吸收

疾病是影响食物消化吸收、阻碍营养摄取的重要因素，特别是患有消化性溃疡、癌症、动脉硬化、高血压、心脏病、肾病、糖尿病和骨质疏松症等疾病的老年人在饮食方面深受影响，控制疾病的发展，防止疾病的恶化，可有效地改善其营养状况。

（二）老年人的营养需求

1.热量

老年人体力活动减少，基础代谢率降低，对热量的需求逐渐减少。为满足基本生活需要，老年人应摄取高质量的热量饮食。我国营养学会推荐的老年人每天能量供给量标准（以轻度劳动为例）为：男性8.38~9.2 MJ，女性7.54~7.95 MJ。

2.蛋白质

老年人对蛋白质的利用率降低，分解大于合成，因此蛋白质摄入量应不低于成人需要量。但是老年人消化能力和排泄能力减弱，不能耐受过多的蛋白质，所以应根据老年人的具体情况决定蛋白质供给量，同时应选优质蛋白，如乳类、鱼、禽、肉、蛋、海产品、豆类等。老年人的蛋白质建议摄入量为每天1～1.2 g/kg。

3.糖类

糖类是主要的热量来源，老年人膳食中糖类提供的热量应占总能量的65％左右。老年人喜食甜食，但要限制可直接引起血糖波动的单糖（如葡萄糖、果糖、半乳糖）和双糖（如蔗糖、麦芽糖、乳糖），其总量不应超过糖类的10％，以单糖为宜。老年人每天至少应摄入可消化的糖类50～100 g，否则可引起组织蛋白质分解过多及水、钠的丢失。

4.脂类

老年人的脂类供给应保证不饱和脂肪酸的摄入，限制饱和脂肪酸的摄入。我国营养学会推荐的脂肪摄入量为占总热量的20％～30％，饱和脂肪酸、单不饱和脂肪酸（水生动物、植物油含量高）和多不饱和脂肪酸（除椰子油外的植物油）各占1/3为宜。老年人应少食含胆固醇高的食物，每天胆固醇总摄入量应低于300 mg。

5.纤维素

适当地摄入纤维素可以降低血压，降低血清胆固醇和甘油三酯的水平，对预防心血管疾病、糖尿病和直肠癌有重要的意义。纤维素的推荐量为每天35 g。老年人应多食富含纤维素的食物，如全谷和全麦食物，新鲜的蔬菜和水果。

6.维生素、无机盐

膳食中的维生素、无机盐是维持人体功能的必需营养素，维生素对增强机体抵抗力、延缓衰老具有重要的作用。老年人应经常食用富含各类维生素的食物，我国营养学会推荐的老年人每天膳食的维生素摄入量为：维生素A——800 μg，维生素D——10 μg，维生素E——14 mg，维生素C——60 mg，维生素B_1——1.2 mg，维生素B_2——1.2 mg，烟酸——12 mg。老年人对钙的吸收能力降低，容易出现钙的负平衡，应增加钙的摄入量。西方国家对钙的推荐摄入量为每天1000～1200 mg，对绝经后妇女的建议摄入量为每天1200～1500 mg。老年人应多食牛乳、豆类和鱼虾类的食物。老年人对磷的吸收能力下降，低磷血症较多见，推荐老年人按1∶1的比例补充钙和磷。过多摄入食盐会有患原发性高血压病的危险，老年人应严格控制食盐的摄入，健康老年人的食盐摄入量以每天低于5 g为宜。老年人对某些微量元素的摄入量偏低，应适当补充海产品、蛋、肉、豆类和粗粮等，以获取足够的微量元素，建议每天的摄入量为铁12 mg，硒60 μg，锰11 mg。

7.水

作为营养素，水经常被忽视。但是，水是所有代谢活动所必需的。老年人通常摄入的液体量不足，进一步减少了体内的水分，容易导致脱水。建议健康老年人每天饮水量为2000～2500 mL。

（三）老年人的饮食原则

1.平衡膳食

老年人应保持营养的平衡，适当限制热量的摄入，保证进食足够的优质蛋白、低脂肪、低糖、低盐、高维生素以及适量含钙、铁的食物。

2.饮食易于消化吸收

食物应细、软、松，既给牙齿咀嚼锻炼的机会，又便于消化。

3.食物温度应适宜

老年人消化道对食物的温度较为敏感，饮食宜温偏热。两餐之间或入睡前可饮用温热饮料，以解除疲劳、温暖身体从而利于睡眠。

4.良好的饮食习惯

避免暴饮暴食或过饥过饱，少食多餐的饮食习惯较为适合老年人，晚餐不宜过饱。

（四）减少影响老年人营养的不利因素

1.进餐后饱胀感

老年人即使少量进食也容易产生饱胀感，应选择少量多餐的进餐方式，如一天分5次进食。

2.吞咽困难

对于吞咽慢且易呛咳的老年人，应鼓励其取坐位进食，且持续30 min至1 h，以减轻吞咽障碍，避免呛咳发生。如脑卒中患者出现吞咽困难时，建议给其进食半流质或固体食物。因为流质或液体食物对吞咽困难的老年人来说难以吞咽,可以在流质或液体食物里加入一些增稠剂以利于吞咽,如土豆泥。对于有吞咽障碍的老年人,必须协助其进食,并仔细观察其是否成功咽下食物,以免误吸。

3.食欲减退

针对此类症状老人可尝试采用以下措施:

①了解老年人的饮食偏好,包括风俗习惯、宗教忌讳等。

②确保充足的进食时间。

③进食时播放音乐,营造良好的进食环境。

④少量多餐,如在两餐之间加点心、水果等零食。

⑤鼓励老年人参加运动锻炼,促进消化、增进食欲。

⑥鼓励家人与老年人共同进食,增进食欲。

⑦鼓励老年人参与聚餐等社交活动,获得愉悦的经历,特别是与有相同兴趣的老年人一起交流,聚餐时可以增进食欲。

⑧进食时需要辅助者的老年人尽可能取坐位,辅助者可恰当地运用抚触、交谈等沟通方式,促进老年人进食。

4.食物准备困难

当老年人因功能受限而影响食物采购、准备和享用时,应采取相应的帮扶措施。若出现不利的环境影响,如橱柜较高,可能会影响老年人安全地准备食物时,需要做环境调整。

二、老年人消瘦和肥胖的护理

(一)老年人消瘦的护理

老年人各方面生理功能减退,摄取食物的能力下降,消化吸收能力降低,蛋白质的摄入随之减少,但老年人对蛋白质的需求并不明显减少,这导致其蛋白质摄入量不足。一些药物,如地高辛、奎尼丁类药物、维生素A类药物等可引起食欲减退、体重减轻。某些疾病,如抑郁症、神经性厌食、痴呆等可引起老人进食减少、体重下降。故应合理摄入营养素,增加蛋白质的摄入量。对失能老年人要多给其翻身,注意不能让其局部组织长期受压后引起压疮,多帮助其进行肢体锻炼,增加肌肉力量。同时,在身体允许的情况下,多进食高蛋白、清淡、易消化的饮食。多为老年人准备色、香、味俱全的菜肴，增加老年人的食欲。

（二）老年人肥胖的护理

肥胖是老年人群中较常见的健康问题。随着年龄的增长，老年人机体成分发生改变，脂肪增多、水分减少、肌肉萎缩、身体灵活性下降、体力活动减少，因而容易发胖。饮食结构不合理，如高脂肪和低纤维素饮食等也可引起肥胖。肥胖与多种疾病发生有关，如高血压、冠心病、糖尿病、痛风、睡眠呼吸暂停综合征等。老年人应根据自身特点进行合理的饮食及运动。

对肥胖老人的护理应做到以下几点。

①控制热量：让患者根据自己的肥胖状况适当减少主食量，并做到少吃糖果、点心、甜食、冷饮、肥肉和含油脂多的干果等。

②限制食盐的摄入量：食盐能潴留水分，使体重增加。

③适当增加蛋白质：由于限制主食，蛋白质也会相应地减少，故应补充富含蛋白质的食物，如瘦肉、鱼类、黄豆及豆制品。每日每千克体重蛋白质的摄入量不应少于1 g，有条件的每日可增加100 g左右。

④多吃蔬菜和水果：这样不仅会产生饱腹感，还能供给充足的无机盐和维生素。

⑤少食多餐：由于人体内的肝糖原随着年龄的增长而减少，各种代谢反应减慢，所以老年人不耐饥饿，易进食过量。为此老年人可安排一日4~5餐制。这种多餐次、小餐量的食法，可防止肥胖。

⑥坚持锻炼：运动能帮助人消耗体内的脂肪和糖类，从而使多余的脂肪被消耗掉，起到减肥的作用。老年人可参与的运动如散步、打太极拳、跳老年舞等和力所能及的家务劳动。

三、老年人排泄的护理

排泄是人体维持健康的必要活动。但老年人随着年龄的不断增长，机体生理功能逐渐衰退、自理能力下降，或因疾病导致排泄功能出现异常，发生尿急、尿频、尿潴留、大小便失禁、腹泻、便秘等状况。排泄障碍问题常给老年人造成很大的生理、心理压力，对老年人的健康会产生极大的影响。然而排泄障碍问题是机体老化过程中无法避免的，护理人员应妥善处理，体谅老年人，尽量给予其帮助。

（一）便秘

便秘是排便困难或排便次数减少，且粪便干结，便后无舒畅感的一种症状。老年人便秘属于慢性便秘，慢性便秘常用罗马Ⅱ标准诊断：在不用泻药的情况下，过去12个月中至少12周连续或间断出现以下2个或2个以上的症状即称为便秘。

①超过1/4的时间排便费力。

②超过1/4的时间粪便是团块或硬结。

③超过1/4的时间有排便不尽感。

④排便时超过1/4的时间有肛门阻塞感或肛门梗阻。

⑤超过1/4的时间排便须用手协助。

⑥超过1/4的时间每周排便少于3次。

1.老年人便秘的原因

①咀嚼能力减弱：由于牙齿缺失、牙周病或义齿等原因使老年人的咀嚼能力减弱，有些老年人不愿意多食富含膳食纤维的食物，食物过于精细，使食物残渣减少，结肠、直肠的膨胀感降低，导致便意不明显。

②水分摄入不足：饮水少，导致食物残渣内水分含量减少，大便干结。另外，肠道黏液分泌减少，润滑性低，使粪便排出不易。

③感觉功能退化：老年人的自身感觉刺激有减退的趋势，对直肠的膨胀感觉迟钝，常缺乏便意或错过最佳排便时机。

④体力活动减少，肌力下降：老年人由于疾病或本身活动的减少甚至长期卧床，使得肠蠕动减慢，粪便推进缓慢。此外，老年人的腹肌、膈肌、肛提肌和直肠肌肉收缩力下降，常排便无力。有些老年人有慢性疾病，使得与排便有关的肌肉无力，从而引发便秘。

⑤其他系统疾病及药物：有些老年人因患有慢性支气管炎、肺气肿等疾病而出现气短，大便时屏气能力较差，加之大多数老年人腹部肌群收缩力较弱而导致排便困难。一些中枢神经系统疾病的老年人排便反射迟缓，粪便长时间在肠道滞留使大便干结不易排出。老年人患糖尿病或其他代谢性疾病，可造成胃肠道的自主神经病变，导致排便障碍。肠道肿瘤、炎症等也可导致肠道的机械性梗阻，使粪便运行受阻。患有痔、肛裂的老年人常因疼痛不敢排便，从而导致排便困难。另外，某些治疗慢性病的药物，如镇痛药、降压药、利尿药、抗抑郁药等都能引

发便秘。

⑥粪便在肠内停留过久：由于以上种种原因导致便秘，粪便在大肠内长时间蓄积、滞留，水分过量被吸收，使粪便干燥成硬块，更不易排出。

2.老年人便秘的防治措施

①饮食调整：饮食中增加膳食纤维的摄入，多食用含膳食纤维的食物，如芹菜、韭菜、海藻、玉米面、糙米等。多食用核桃、蜂蜜等具有润肠作用的食物。增加水的摄入，可养成清晨饮一杯温开水或蜂蜜水的习惯。

②养成良好的排便习惯：养成定时排便的习惯，注意掌握大肠蠕动出现的时机，鼓励老年人在有便意的时候及时排便，即使没有便意也应坚持定时排便，利用生物反馈的方法，定时有意识地诱导排便。

③增加运动量：老年人应根据自身的身体状况，适当做一些增强腰、腹及盆底肌张力的活动，间接促进肠蠕动，避免久坐久卧。对于卧床、高龄或患病的老年人，可以在床上做腹部按摩，于清晨及睡前小便后取仰卧位，用手掌从右下腹开始逆时针向上、向左、再向下至左下腹，逐渐加强力度，每天2～3次，每次10个循环左右，同时做肛门收缩动作，以促进肠蠕动，避免肠内形成粪块导致排泄物滞留。经常进行深呼吸、腹式呼吸运动，使排便肌群得到锻炼而增加肌力。

④查找病因：如果便秘是由于药物不良反应诱发的，应及时请医生停止用药。

⑤辅助排便：如果按上述方法操作后仍有便秘，则应请医生检查以排除肠道病变，并在医护人员指导下进行治疗。可采用辅助排便措施，如应用开塞露、灌肠法等刺激排便。一般便秘应尽量少用或不用口服泻药，如需要应用也应短期服用，避免老年人产生营养吸收障碍或药物依赖。如因粪块阻塞直肠下部及肛门处，可采用人工取便法。

⑥健康教育：告知老人便秘的危害，以及饮食、运动、饮水、排便习惯方面的护理要点，同时让老人注意保持精神愉快，消除紧张因素，并告知老人患有便秘时的处理方法。

（二）大便失禁

1.引起大便失禁的原因

大便失禁是指肛门括约肌不受意识的控制而不自主地排便。其影响因素有粪便堵塞、神经肌肉系统的病变或损伤、肠道疾病（如肿瘤）、精神障碍、情绪失调等导致控制排便的能力丧失，粪便不由自主地由肛门漏出。

2.老年人大便失禁的防治措施

（1）合理饮食：进食营养丰富、易消化吸收、少渣少油的饮食。

（2）卧床休息：注意观察血压、皮肤弹性，注意有无脱水及电解质紊乱的现象。

（3）观察并采集标本：观察大便的性质、颜色、气味、量，尽早采集标本送检。

（4）进行排便训练：安排固定的时间进行排便训练，通过生物反馈训练肛门括约肌活动。

（5）掌握排便规律：对于卧床老人，及时给予便器，并保持床单位清洁。

（6）皮肤护理：注意保护会阴部及肛门周围的皮肤，以防破溃。每次便后应用温水清洁皮肤，涂擦氧化锌软膏，保护皮肤。严重时可进行局部烤灯照射，每天两次，每次20～30 min。稀便常流不止者，可暂用纱球堵塞肛门，以保证皮肤的完好和治疗的进行。

（7）遵照医嘱积极治疗原发病。

（8）盆底肌锻炼：收缩肛门，每次10 s，放松10 s，连续15～30 min，每天完成数次。

（三）排尿困难

1.老年人排尿困难的原因

排尿困难常表现为排尿时间延长、尿线变细、排尿射程短、排尿费力、排尿次数增多、尿不尽、尿潴留等。老年男性大多存在前列腺增生的问题，因而有不同程度的排尿困难。老年女性也可因膀胱颈部有纤维增生或膀胱颈部周围腺体增生而出现排尿困难。在此基础上，若老年人平时生活不能自理，或由于手术等原因需要长期卧床，且不习惯卧床排尿，还会加重排尿困难。

2.老年人排尿困难的护理

①去除病因：如老年男性患前列腺增生时，应做针对性治疗。

②心理护理：排尿困难的老年人有时下腹胀痛难忍、有尿排不出，从而心情急躁，护士应理解老年人，并尽快采取有效的措施解决老年人的问题。

③排尿的环境和姿势：提供隐蔽的排尿环境，维护老年人的尊严，使其安心

地排尿；卧床老年人若不习惯卧床排尿，应协助老人取舒适姿势，鼓励其做深呼吸等缓解紧张情绪。对某些接受手术或因病情需要绝对卧床休息的老年人，应事先有计划地指导和督促其在床上进行排尿训练，防止发生尿潴留。

④刺激膀胱排尿：可采用热水袋敷下腹部（水温调节至50 ℃以内，防止烫伤）或者用手按摩的方式，刺激膀胱肌肉收缩，促进排尿，按摩动作应轻柔。

⑤诱导排尿：利用已形成的条件反射诱导排尿，可让老年人听流水声或用温水冲洗会阴部，引起排尿反射。

⑥导尿术：以上各种方法无效时应采用导尿术，导尿时应注意严格无菌，动作轻柔。

（四）尿失禁

尿失禁困扰着很多老年人，尤其是老年女性。虽然尿失禁对大多数老年人的生命活动无直接影响，但由此导致的身体异味、局部皮肤损伤、反复发作的尿路感染等问题，可使老年人产生孤僻、抑郁等心理问题，直接影响着老年人的生活质量。

1.老年人尿失禁的原因

①泌尿系统感染：由老年人膀胱排空能力减弱及排便后清洁不当或导尿管放置不当所致，感染可致逼尿肌高度敏感和括约肌痉挛，影响膀胱完全排空而加重病情。

②急迫性尿失禁：老年人有排尿感但不能控制排尿。常由于卒中引起逼尿肌张力增加所致。

③压迫性尿失禁：多见于过度肥胖或多次生育的妇女。每当咳嗽、大笑、打喷嚏等引起负压增加时可发生。

④充盈性尿失禁：见于尿潴留患者。由于膀胱松弛、收缩困难，老年人不能排尿，尿液潴留在膀胱，过度充盈时从膀胱溢出。

2.老年人尿失禁的护理

（1）心理护理

维护老年人的自尊，消除其自卑心理，保护其隐私，同时与家人进行沟通，争取家庭的支持和帮助，使老年人树立恢复健康的信心，积极配合治疗和护理。

（2）皮肤护理

保持皮肤清洁干燥，经常用温水清洗会阴部皮肤，及时更换衣裤、床单、尿垫或纸尿裤，局部皮肤可涂适量软膏保护。

（3）行为治疗

①盆底肌锻炼：见大便失禁。

②提示排尿法：本法适用于有认知障碍的老年人，依据排尿记录，制订排尿计划，定时提醒老年人排尿，帮助其养成规律的排尿习惯。

③间歇性导尿：本法适用于残余尿量过多或无法自行排尿的老年人。一般间隔时间最长为4 h。

④膀胱行为治疗：本法适用于膀胱张力极度低下和留置导尿的老人。夹闭导尿管，定时放尿，以锻炼膀胱壁肌肉张力，重建排尿功能。

第四节 老年人的日常生活护理

一、老年人个人清洁卫生与衣着

（一）老年人个人清洁卫生

清洁是机体保持健康和获得健康的重要条件。保持清洁可以预防感染，促进皮肤代谢，并且可以使老年人感觉舒适、安全和愉快，对老年人维持自尊、树立自信心、增进人际交往、促进身心健康非常重要。

1.老年人的皮肤清洁

随着年龄的增长，一些体内因素和体外因素的变化都会反映在皮肤上，影响正常皮肤的老化过程，而皮肤的改变又是老化最早且最容易观察到的征象。例如：脸出现皱纹、变松弛或变薄；下眼睑出现眼袋；皮肤变得干燥、多屑和粗糙；头发脱落和稀疏；皮肤附属器逐渐萎缩，功能减退；皮肤表面的反应性衰减，对不良刺激的防御能力降低，皮肤的触觉如温、痛觉等浅感觉减弱；皮肤的细胞更新能力、屏障功能、创伤愈合能力、体温调节功能减弱；免疫功能下降，以致皮肤抵抗力全面减弱。皮肤的老化性改变和全身、局部的疾病影响以及情绪波动，常会带来皮肤的干燥、瘙痒、皲裂、疼痛等问题，从而给老年人带来经常性的痛苦和烦恼。

根据老年人的皮肤特点，协助老年人保持皮肤的清洁卫生、增强老年人的皮肤抵抗力是日常生活护理的重要内容。

①褶皱部位如腋下、肛门、外生殖器和乳房下，可用温水擦洗淋浴，以保持毛孔通畅。

②由于老年人皮肤对碱的中和能力降低，应避免碱性肥皂的刺激，保持皮肤酸碱值（pH）在5.5左右，防止皂液残留引发的皮肤瘙痒和慢性皮肤炎症。

③根据老年人的自身特点选择合适的洗澡频率，每周洗澡频次不宜过多，一般北方夏季可每天1次，其余季节每周1~2次温水沐浴，南方夏秋季节可每天1次，冬春两季每周1~2次沐浴，或酌情安排。沐浴时间不宜过长，以10~15 min为宜。洗澡过程中避免烫伤和着凉，浴室温度应调节在24~26 ℃，水温在40 ℃左右。在冬春气候干燥时，浴后可以用一些润肤油保护皮肤，以防水分蒸发，皮肤干裂。

④老年人的足部要注意保暖和清洁，由于老年人脚指甲的甲板变薄，易受到真菌感染，应定期修剪脚指甲及脚垫。

⑤贴身的内衣内裤要柔软，质地以全棉为宜。

2.老年人的头发清洁

老年人的头发应保持清洁美观，定期洗发。应根据老年人的自身特点定期洗头，干性发质可每周清洗1次，油性发质则可每周清洗2次。皮脂分泌较多者可用温水及中性洗发液洗头。头皮和头发干燥者，洗发不可过于频繁，可用多脂洗发液清洗，并适当应用护发素等护发产品。

3.老年人的口腔清洁

老年人的口腔及义齿的清洁非常重要。由于老年人牙齿间隙较大，容易滞留食物残渣，因此应早晚清洁口腔，餐后漱口，清洁牙齿时应尽量选用外形较小、刷毛软硬适中、表面光滑的牙刷，避免刷毛过硬损伤牙龈。牙刷应每3个月更换一次，应根据口腔的情况选择具有消炎、脱敏或固齿功效的牙膏。有义齿者，夜间应取下，使牙龈得到休息。义齿取下后应用牙刷和牙膏将其认真清洁后放于装冷开水的杯中，每天换水1次。

4.老年人化妆品的选择

老年人的梳洗应有规律,且鼓励其自理。化妆品的选择,以含油脂及中性为佳,不宜经常更换,以免刺激皮肤,引起瘙痒。需使用药效化妆品时,要注意以不发生过敏反应为前提,然后再考虑治疗效果。对光敏感的皮肤,要慎用含香料的化妆品。

(二)老年人的衣着

1.老年人的衣服

为老年人选择衣服时,应在尊重老年人习惯的基础上,选择适合老年人参与社会活动的款式。应注意选择柔软、保暖、轻便、吸水性好、不刺激皮肤、耐洗、质地优良的布料。

①选择适合老年人个性的服饰打扮,衣服要选择适合老年人穿脱、不妨碍活动、宽松、便于变换体位的款式。

②衣服颜色应选择柔和、不褪色、容易观察到各种污渍的色调。

③注意衣服的安全性与舒适性,衣服大小适中,避免过大过小。

由于老年人对寒冷的抵抗力和适应力降低,因此寒冷季节特别要注意衣服的保暖功效。

2.老年人的鞋

为老年人选择鞋子时,应选择大小适合、防滑、低跟、底略厚的鞋。老年人的鞋子尤其要注意防滑,以免发生跌倒。鞋底要有一定厚度,后跟高度在2 cm左右,以减轻足弓压力。老年人冬季鞋子的选择应以保温、透气、防滑为原则;其他季节,老年人宜穿轻便、柔软的布鞋,避免穿高跟鞋,以防扭伤。

二、老年人的性卫生指导

马斯洛的基本需要层次论指出,性属于人们的基本需要,其重要性与空气、食物相当,而且人们还可通过性活动而满足其爱与被爱、尊重与被尊重等较高层次的需要。性除了是生活的一部分,也常反映出个体间的关系,影响人们的身心健康。

（一）性卫生指导

性卫生包括性生活频率的调适、性器官的清洁以及性生活安全等。性生活频度的调适是指多长时间一次性生活比较合适，由于个体差异极大，难以有统一的客观标准，一般以性生活的次日不感到疲劳且精神愉快较好。性器官的清洁卫生在性卫生中十分重要，要求男女双方在性生活前后都要清洗外生殖器，平时也要养成清洗外生殖器的习惯，否则不洁的性生活可引起生殖系统感染。应提醒老年人在性生活中采取必要的安全措施，如正确使用避孕套等。

（二）对患病老年人的性卫生指导

1. 对患心脏病老年人的指导

应进行专业的心肺功能检测决定患者是否能承受性交的活动量（相当于爬楼梯达到心跳每分钟174次的程度），此外还须从其他方面减轻心脏的负担，如避免在劳累的时候或者饱餐饮酒之后进行，最好在经过休息后进行，甚至可遵医嘱用药，在性活动前15~30 min服用硝酸甘油，以达到预防效果。

2. 对呼吸功能不良老年人的指导

呼吸功能不良的老年人应学会在性活动中应用呼吸技巧来提高氧的摄入和利用，平日亦可利用适当的运动来锻炼呼吸功能。时间上可选择在使用雾化吸入治疗后进行，以提高患者的安全感。而早晨睡醒时，应注意口鼻分泌物是否已清除，以免分泌物较多而妨碍呼吸功能。

3. 对其他老年人的指导

对前列腺增生患者，应告知逆向射精是无害的，不要因此而心生恐惧；糖尿病患者可以通过药物或润滑剂等的适当使用而使疼痛改善；关节炎患者可由改变姿势或服用镇痛药等方法来减轻不适的程度，或在性活动前30 min泡热水澡，可使关节肌肉达到放松舒适的状态。

三、老年人辅助生活用品的使用

（一）老花镜

随着年龄的增长，老年人的晶状体逐渐硬化，弹性下降，睫状肌功能也逐渐减弱，引起眼的调节功能降低，视物模糊，需要佩戴合适的凸透镜，又称老花镜。

常见的老花镜有两种，一种为单光眼镜或单焦点眼镜，适合于以前是正视力的老年人，只在读书、做精细工作时佩戴，在做一般家务劳动或进行活动时则不需要佩戴。单光眼镜的作用是可以增加晶状体的调节能力，使近处模糊的字迹看得更清楚。另一种老花镜为双光眼镜或双焦点眼镜，适用于原来近视、远视或散光的老年人。这种眼镜将看远物与近物的镜片合为一体，眼镜的上半部用于看远处物体，下半部用于阅读或看近处物体，省去了老年人需要两副眼镜的麻烦。但须注意，有些老年人不习惯佩戴双光眼镜，特别是在上下楼梯或骑自行车时感到不便，很容易出现危险。因此，佩戴双光眼镜一定要根据老年人的年龄、职业、居住环境等特点来选择。

（二）助听器

老年性耳聋是老年人常常遇到的一个问题。使患耳聋的老年人重新听到正常的语音和环境声，非常有益于老年人的身心健康。助听器可以将输入的声音信号进行放大，使有听力障碍的老年人能听到原来听不到的声音，便于老年人进行日常交流和享受生活乐趣。因此，助听器是患老年性耳聋的老年人日常生活中不可缺少的辅助器具。

常见的助听器有盒式、耳背式和耳内式等几种类型。盒式助听器的优点是价格便宜，容易修理，比较适合老年人；缺点是体积大，使用时由于和衣服摩擦会产生杂音干扰音质。耳背式和耳内式助听器比盒式助听器体积小，方便携带，故选择耳背式和耳内式助听器的老年人较多。老年人是否需要佩戴助听器，选择何种类型的助听器，应该在医生的指导下做出选择。佩戴助听器时，要注意一个适应的过程，特别是听力障碍时间较长的老年人，耳和大脑一直处于寂静状态，刚开始佩戴突然听到混乱、吵闹的声音，个别老年人会变得心烦意乱，脾气暴躁。因此，要帮助老年人适应，刚开始可在短时间内佩戴，通常每天 1~3 h，当感到精神紧张或感到疲倦时，应摘下助听器休息数小时。开始的几天内，活动的场所尽量在安静的地方，当老年人适应后再延长佩戴时间和扩大活动范围。另外，老年人佩戴助听器时音量不要开得太大，以能够听到他人讲话的声音为宜。

（三）助行器与手杖

对于行走不便的老年人，可使用助行器或手杖辅助行走，以增加力量支撑，增加稳定性，减少跌倒的风险。

助行器的支撑面积较大，较手杖的稳定性高，多在室内使用。常用的助行器分为两种，一种是带轱辘的助行器，老年人可推着助行器进行下肢的功能训练或进行日常生活的自理活动，适用于上肢肌力较差、提起助行器有困难、能够步行但容易疲劳的老年人。另一种是不带轱辘的助行器，此种助行器既可帮助老年人站立，又能训练其行走能力。上肢肌力正常、平衡能力差的截瘫患者可选用不带轱辘的助行器。

手杖是一种手握式的辅助工具。适用于偏瘫或单侧下肢瘫痪患者，前臂杖和腋杖适用于截瘫患者。手杖的合适长度须符合以下要求。

①肘部在负重时能稍微弯曲。

②手柄适于抓握，弯曲部与髋部同高，手握手柄时感觉舒适。

③行走过程向前伸支撑时，手臂可以伸直。老年人应根据自身的疾病特点和运动的目的选择合适的手杖。如右侧偏瘫的老人使用一般手杖时应用左手持手杖，右腿与手杖同时向前踏进。

四、帮助老年人建立良好的生活方式

生活方式是一个内容广泛的概念，包括衣、食、住、行、工作、休息娱乐、社会交往、待人接物等物质生活和精神生活。不同年龄阶段的人群有着不同的生活方式。对老年人来说，良好的生活方式可以延缓衰老、预防和减少疾病的发生、提高生活质量、减轻家庭和社会的负担、节约家庭及社会的资源。

帮助老年人建立良好的生活方式须遵循人类健康的四大基石：合理膳食、适量运动、戒烟限酒、心理平衡。

（一）合理膳食

合理膳食就是解决"吃什么、吃多少、怎么吃"的问题。我国健康教育专家总结了十个字"一二三四五，红黄绿白黑"。

"一"，每天一袋牛奶；"二"，每天250 g碳水化合物；"三"，每天保证3份优质蛋白,以瘦肉、鸡蛋、奶、豆制品及鱼类为主;"四",饮食保健四句话——有粗有细,不甜不咸,三四五顿,七八分饱;"五",每天保证500 g蔬菜和水果;"红",多进食红色食物,如西红柿、红葡萄酒、红辣椒;"黄",多进食红黄色蔬菜,如胡萝卜、西瓜、红薯、玉米、南瓜等富含维生素A的食物;"绿",绿茶有一定的抗氧化作用;"白",燕麦粉、燕麦片可降低胆固醇,降低甘油三酯,预防便秘;"黑",黑木耳可降低血液黏度。

(二) 适量运动

最好的运动是散步,老年人也可根据自身的健康状况选择适合自己的运动形式。

(三) 戒烟限酒

如果能戒烟一定要戒烟,戒不掉烟的老年人每天吸烟最多不能超过5支,老年人每天可少量饮酒。

(四) 心理平衡

情绪可引起老年人很多意外事件的发生,如心脏病、脑卒中等,所以要正确对待自己、他人和社会,与人为善。

五、保护老年人的隐私与保障老年人的安全

(一) 保护老年人的隐私

日常生活中的部分生活行为需要在私人空间中展开,如排泄、沐浴、性生活等。为保护老年人的隐私,有必要为其提供适当的独立空间。但在现实生活中,由于老年人的身体状况、生活方式、价值观、经济情况等有个体差异,很难对此做出统一的规定。理想状况下老年人最好能有其单独的房间,且要与家人的卧室、厕所相连,以方便联系;窗帘最好为两层,薄的既可透光又可遮挡屋内情况,而厚的则可遮住阳光以利于睡眠。但无论是家庭还是养老机构,很多都不能满足以上的条件,此时可因地制宜地采取一些措施以保护老年人的隐私,如在多人房间时应用拉帘或屏风进行遮蔽。

（二）保障老年人的安全

1.心理护理

一般有两种心理状态可能会危及老年人的安全，一是不服老，二是不愿麻烦他人。例如：有的老年人明知自己不能单独上厕所，却不要别人的帮助，结果难以走回自己的房间甚至发生跌倒；有的老年人想自己倒水，但提起暖瓶后，就没有力量控制好暖瓶从而导致烫伤；等等。对此要多给老年人做健康指导，使其了解自身的健康状况和能力，对于有可能出现的危险因素多加提醒注意。护士则应熟悉老年人的生活规律和习惯，及时给予指导和帮助以满足其生活所需，并特别注意要给予其足够的尊重以尽量减少其因需要他人照顾而滋生的无用感、无助感。

2.防护措施

详见本章第五节。

第五节　老年人其他常见问题的护理

一、压疮

压疮是由于身体局部组织长期受压、血液循环障碍、组织营养缺乏等原因而引起的组织破损和坏死。压疮的发展是一个复杂的过程，压力、受压时间和组织耐受力是形成压疮的基本原因。对长期卧床、长期使用轮椅、身体虚弱、残疾、尿失禁、营养缺乏者或精神障碍者要进行危险评估，早预防、早护理。

（一）压疮的预防

1.危险评估

应评估压疮的危险人群，以及诱发和加重压疮的危险因素。对高危险性的老年患者应定期重新评估并根据个体情况制订护理方案。布雷登压疮危险因素预测量表和诺顿（Norton）压疮评估量表是目前临床上应用最为广泛的危险评估工具。布雷登压疮危险因素预测量表被哈特福德（Hartford）老年护理研究院推荐为评估老年人压疮危险的最佳量表。Norton压疮评估量表是首个评估老年人的危险工具。

2.皮肤护理

对于高危老年患者，应每天评估其皮肤情况，特别是骨隆突处。有大小便失禁的患者应采用中性的、无刺激性的清洁剂和温水进行皮肤清洗，在清洗后使用皮肤保护剂（如氧化锌软膏），并轻轻地擦干皮肤。也可使用吸收贴膜或尿布来保持皮肤干燥。避免按摩骨隆突上脆弱的皮肤。在给患者翻身和更换体位时，采用合适的技术防止皮肤受伤。

3.营养监测

应评估老年人的全身营养状况，去除引起营养缺乏的因素。老年人宜食富含蛋白质、糖类和维生素的食物。营养不良的老年患者，可使用营养补充剂。另外，应适量饮水，防止发生脱水。

4.避免局部组织长期受压

定时翻身，一般每2 h给卧床患者翻身一次，每1 h给使用轮椅的患者变换体位1次。采用侧身30°斜角翻身，以避免尾骨受压。在骨隆突处垫海绵垫褥、气垫褥等，或在身体空隙处垫枕头、软垫等来减轻骨隆突部位皮肤所受到的压力。长期卧床的老年患者，可选择使用压力减轻装置如气垫床、水床垫、泡沫塑料垫等，以减轻压力。

5.避免摩擦力和剪切力的作用

协助老年患者翻身、更换床单时，应将患者抬离床面，切忌拖、拉、推。抬高床头时，不要超过30°，并且持续时间越短越好。患者需要取半卧位时，注意防止身体下滑。

6.健康教育

对老年患者和照顾者进行综合的健康教育，教育内容应包括压疮的发生、发展和预防的一般知识、评估工具、皮肤自身评估的方法等。指导患者和照顾者学会预防压疮的方法，鼓励他们经常进行皮肤检查，若发现异常，及时告知医护人员。

（二）压疮的护理

1. 感染的控制

如果溃疡创面伴有感染，应先进行细菌培养。根据感染的严重程度选择局部或全身抗感染治疗。只有当伤口有明显感染时才可以使用杀菌剂，并需要稀释和短期应用，避免在正常的有肉芽组织生长的创面使用。

2. 清创术

清创术是为了去除坏死组织、分泌物和伤口代谢产生的废物。坏死组织促进细菌的生长并阻碍伤口的愈合，应尽快清除。清除化脓灶后，可用抗生素浸润的敷料进行局部贴敷。清创术的方法有机械式清创术、自溶式清创术、化学式清创术和外科手术式清创术（表4-2）。

表4-2　清创术比较

名称	目的	优缺点
机械式清创术	除去黏性分泌物	会破坏脆弱的上皮细胞，非首选清创法
自溶式清创术	使用人体自身的酶和水分溶解焦痂和蜕皮	选择性强，只作用于坏死组织，起效时间长
化学式清创术	采用局部使用酶和溶液的方法溶解坏死组织	对外科手术难以移除的黄色、柔软的焦痂很有效，但应用时应注意酶仅局限于坏死组织，因酶会破坏肉芽组织和上皮细胞
外科手术式清创术	感染或移除大面积焦痂	快速、选择性强，但患者疼痛明显，手术后应用抗生素敷料贴敷以预防感染

3. 伤口清洁

伤口清洁通过清除细菌、分泌物、脓液等方式促进创面愈合防止感染。压疮的伤口应在最初和每次换药时进行清洁，干净的伤口应避免使用杀菌剂清洗。

4. 选择合适的伤口敷料

敷料可以维持伤口的湿润并促进伤口的愈合。有很多敷料可以备选，护士应该根据临床诊断和伤口情况做最优的选择。合成敷料因其能减少照护时间、降低不适感、提供持续的湿润环境而常被选用。合成敷料包括透明胶、水凝胶、水解胶体、海藻酸盐等。纱布敷料目前只在清创和清理伤口时应用，也可在伤口有窦道或瘘管时使用，但应注意用生理盐水浸润并放松包扎，还应避免纱布接触到正在愈合的创面。

5.物理疗法

紫外线、红外线、频谱分析仪等也常用于照射溃疡创面，促进创面愈合。

二、跌倒

跌倒是指不自主的、非故意的体位改变，倒在地上或更低的平面上，不包括靠在家具或者墙壁上的情况。随着老年人口数量的增加，跌倒已经成为威胁老年人健康、生命和生活质量的重要问题。因此跌倒的预防和救护非常重要。对护理人员来说，识别跌倒的高危人群并提供预防跌倒和促进安全的措施尤为重要。

（一）跌倒的预防

1.坚持锻炼

坚持进行有规律的体育锻炼，可增强肌肉力量，提高身体的柔韧性、协调性、平衡能力、步态稳定性和灵活性，从而减少跌倒的发生。锻炼时避免进行剧烈活动，运动量应以健康状态为基础，量力而行，循序渐进。适合老年人的运动包括太极拳、散步等。太极拳是我国传统的健身运动，可有效地预防跌倒。

2.合理用药

请医生检查老年人服用的所有药物，当使用能增加跌倒危险的药物时，应尽可能减少用药剂量；避免同时服用多种药物，应了解药物的不良反应并注意用药后的反应。此外，还应注意补充适量的维生素D和钙，预防和治疗骨质疏松症。

3.改善视力

有视力障碍的老年人应佩戴矫正视力的眼镜。在佩戴眼镜时，有一个适应的过程，所以在行走或爬楼梯过程中应注意安全。

4.使用辅助工具和其他保护性装置

根据个人需要选择适当的辅助工具。使用的手杖长度要合适，要经常检查橡皮底垫是否磨损。有针对性地使用髋部保护器能有效地预防跌倒后引起的髋部骨折。

5.选择合适的鞋子

舒适的鞋子可以提供良好的支撑来预防跌倒。老年人应该尽量不穿高跟鞋、拖鞋，不宜穿鞋底过于柔软、容易滑倒的鞋子。

6.环境改造

进行家庭内部的环境改造，同时关注社区公共环境的安全。

7.克服害怕跌倒的心理

老年人在跌倒后常产生害怕跌倒的心理，从而减少正常的活动。应通过增强老年人的自信心、提供社会支持以减少老年人对跌倒的恐惧。

（二）跌倒后的处理

虽然部分跌倒可以预防和避免，但是有些跌倒却是不可预知、无法避免的。跌倒后，如果长时间躺在地上不能起来，可能导致压疮、脱水甚至死亡。要让老年人学会正确使用在无人帮助的情况下求救和安全起身的方法。

1.寻求帮助

紧急呼救系统可以帮助老年人在跌倒后寻求救助，跌倒后，按动呼叫按钮，就可以与急救中心联系，并获得救护。

2.跌倒后起身

教会老年人跌倒后如何起身非常重要。老年人在家中或室外无人的地方跌倒后不要紧张，先放松，深呼吸，检查身体有无损伤，能否移动，头部有无撞伤，肢体有无疼痛、畸形等。如果受伤不严重，老年人能够自行爬起，可以采用以下六个步骤。

①转至侧身，用手推起身体坐下来。

②转身用手和膝盖按着地面，然后爬向离身体最近的家具或其他容易借力的物体，如床、椅子、马桶或树木、长椅、假山等。

③用双手按着椅子或其他固定物。

④单膝跪地。

⑤身体向前倾斜，然后用跪在地上的脚支撑站起来。

⑥坐下休息，然后向他人汇报跌倒的情况。

如果受伤严重，不能自行爬起来，则应采取以下措施。

①找人帮忙。

②保持温暖，用任何可随手拿到的物品保暖，如床单、衣服、台布等。如果跌倒在有水的地方，则须设法挪动身体离开潮湿处，尽量保暖。

③活动手脚，轻轻摆动，以助血液循环，防止身体局部过度受压。

三、疼痛

疼痛是由感觉刺激而产生的一种生理、心理反应及情感上的不愉快经历。疼痛有时并不存在客观的生物学指标，但患者的主诉常可准确、有效地提示疼痛存在与否以及疼痛的强度。老年人疼痛是老年人晚年生活中经常存在的一种症状。随着年龄的增长，老年人准确感觉和主诉疼痛的能力降低，而不明确的疼痛和由此引发的不适感明显增加。

风湿、关节炎、骨折、胃炎、消化性溃疡、糖尿病、心绞痛、卒中和癌症等许多疾病都可以诱发老年人疼痛的发生。老年人的疼痛可分为急性疼痛和慢性疼痛。急性疼痛发作快、持续时间较短（<6个月），多由急性疾病或损伤引起，如跌倒、手术等，常需要及时处理。而慢性疼痛，也称为持续性疼痛，是指急性疾病或损伤治愈后持续存在的疼痛，或与慢性疾病有关的疼痛，持续或反复发作时间较长（>6个月）。

（一）老年人疼痛的评估

疼痛评估对识别老年人疼痛的原因、程度和影响、指导疼痛治疗以及检测治疗效果非常重要。疼痛评估要系统全面：不仅要评估疼痛的强度、部位、性质、发作频率、持续时间、加重和缓解的因素，还要详细了解病史、进行全面的体格检查，重视老年人的年龄、性别、个性和文化背景，评估其有无躯体功能（如日常生活功能、睡眠、食欲）、心理社会功能（如情绪、人际交往、应对方式）、认知功能（如意识、感觉、记忆、思维）等的障碍。明确疼痛的病因，对疼痛进行针对性治疗往往是最有效的。

目前，在没有客观、稳定的生物学指标的情况下，患者的疼痛主诉是公认的诊断疼痛的标准。应当重视老年人的疼痛主诉，患者的任何疼痛主诉均须认真对待。目前也可以使用一些疼痛评估量表对老年人的疼痛进行评估和检测。这些评估量表一般可分为自评评估量表和观察性评估量表两大类。前者主要有视觉模拟量表、数字评定量表、词语描述量表、面部表情量表等，由患者主诉疼痛的情况；后者有语言沟通障碍老年人疼痛评估表，由他人（包括医生、护士、家属等）通过观察言语、表情、行为和体征等来判断老年人的疼痛情况，主要用于认知、语言功能障碍，疼痛主诉能力下降或主诉结果不可靠的老年人（如痴呆患者）。

（二）老年人疼痛的护理

1.药物镇痛

疼痛治疗药物主要包括非甾体抗炎药（NSAID）、阿片类药物、抗抑郁药、抗焦虑药与镇静催眠药等。

①非甾体抗炎药：非甾体抗炎药是适用于短期治疗炎症性关节疾病（痛风）和急性风湿性疾病（风湿性关节炎）的主要药物。对乙酰氨基酚（泰诺林）是用于缓解轻至中度肌肉骨骼疼痛的首选药物。

②阿片类药物：阿片类镇痛药物适用于急性疼痛和恶性肿瘤引起的疼痛。阿片类药物对老年人的镇痛效果好，但老年人常因间歇性给药而造成疼痛复发。阿片类药物的不良反应有恶心、呕吐、便秘、镇静和呼吸抑制，用药过程中应注意观察和处理不良反应。

③抗抑郁药：抗抑郁药除了有抗抑郁效应外，还有镇痛作用，可用于治疗各种慢性疼痛综合征。此类药物包括三环类抗抑郁药（如阿米替林）和单胺氧化酶抑制剂，三环类、四环类抗抑郁药不能用于严重心脏病、青光眼和前列腺增生的患者。

④外用药：临床上常用多瑞吉止痛贴（芬太尼透皮贴剂）等外用镇痛，适用于不能口服的患者和已经应用大剂量阿片类药物的患者。护理上应注意各种外用镇痛药的使用方法，做到正确有效地使用。

⑤其他药物：盐酸曲马多主要用于中等程度的各种急性疼痛和手术后疼痛，由于其对呼吸抑制作用弱，适用于老年人。

2.非药物镇痛

非药物镇痛可减少镇痛药物的用量，改善患者的健康状况。作为药物治疗的辅助措施非常有价值。但是非药物镇痛不能完全取代药物治疗。冷热疗法、按摩、放松疗法、音乐疗法均为有助于减轻疼痛的方法。

四、疲劳

疲劳是一种主观上的虚弱、精力不足、疲倦的感受。疲劳分为两种类型，一种是生理性疲劳，另一种是病理性疲劳。生理性疲劳是指人们在日常活动中可以产生的一种不适的主观感觉，只要经过一定时间的休息，疲劳可以完全消除；病理性疲劳是由某种疾病所引起的，疲劳甚易出现，且较为突出。疲劳的临床表现是无精打采、有气无力、少食少动或不食不动、生活和劳动能力显著下降。随着年龄的增长，老年人身体有多种疾病共存，营养不良和营养素摄入不足，加上老年人肌纤维的萎缩、弹性下降，肌肉总量减少，故经常呈现出疲劳状态。疲劳属于老年衰弱综合征的范畴。

积极预防和治疗老年人的疲劳状态将会对老年人自身、家庭和社会产生很大的益处，尤其在疲劳早期采取预防措施，能够有效地防止疲劳的发生。疲劳的防治措施如下。

（一）锻炼

耐力运动可以增加肌力，增加下肢肌容量和行走速度，提高老年人的灵活性，改善疲劳状态。

（二）营养补充

营养干预可有效地改善疲劳。补充蛋白质，特别是富含亮氨酸的必需氨基酸混合物，可以增加肌容量，进而改善疲劳状态。

（三）激素

对性腺功能衰退的老年男性补充睾酮可以增加肌力和肌容量，结合运动，效果更明显，对症状的改善有一定的效果。

（四）多重用药管理

多种疾病共存是疲劳的潜在因素，如抑郁、心力衰竭、肾衰竭、认知功能障碍、糖尿病、视力及听力下降等均可导致疲劳的发生与发展，所以应该积极医治老年人所患的疾病，合理并及时地纠正不恰当的药物使用情况，这样不仅可以减少医疗费用，还可避免药物不良反应对老年人造成的伤害。

(五) 减少医源性损伤

对疲劳的老年人来说，各种侵入性的检查和治疗会产生更多的并发症，甚至会增加他们的负担，影响他们的生活质量，所以对于老年人应避免过度的医疗行为。

第五章 老年人的安全用药与护理

第一节 老年人药物代谢动力学和药物效应动力学的特点

随着年龄的增长，老年人各脏器的组织结构和生理功能逐渐开始出现退行性改变，机体对药物的吸收、分布、代谢和排泄受到了严重的影响。药物代谢动力学的改变，又直接影响了组织、靶器官中有效药物浓度维持的时间，从而达不到应有的疗效。另外，老年人常同时患有多种基础疾病，治疗中用的药物品种增多，药物总量加大，也提高了不良反应的发生率。所以，学习老年人药物代谢动力学的特点，熟悉老年人用药原则和药物不良反应及其产生原因，才能对老年人的用药进行安全、有效的护理。

一、老年人药物代谢动力学特点

药物代谢动力学，简称药动学，是研究药物在体内的吸收、分布、代谢和排泄过程及药物浓度随时间变化规律的一门科学。由于老年人身体各个器官的功能已经慢慢下降，老年药动学呈现出特殊改变，特点为：药物代谢过程减慢，绝大多数药物的被动转运吸收不变而主动转运吸收减少，药物代谢能力减弱，药物排泄功能降低，血药浓度增高。

（一）药物的吸收

药物吸收是指药物从给药部位进入血液循环的过程。对老年人而言，大多数的给药途径为口服给药。因此，口服给药的效果会受到胃肠道环境、功能及胃动力的影响。

1.胃液酸碱度

老年人胃黏膜萎缩，胃功能下降，胃酸分泌减少，胃液pH升高，可影响药物离子化程度。

2.胃排空速度减慢

老年人胃部肌肉萎缩，胃蠕动减慢，使胃排空速度减慢，延迟药物到达小肠的时间。因此，药物的吸收延缓、速率降低，有效血药浓度到达的时间推迟，特别对在小肠远端吸收的药物或肠溶片有较大的影响。

3.肠肌张力增强和活动减少

老年人肠蠕动减慢，肠内容物在肠道停留的时间延长，使药物吸收增加。但胃排空延迟、胆汁和消化酶分泌减少等因素都可影响药物的吸收，一些需要酶和糖蛋白为载体的铁剂、维生素、钙剂等的吸收受到的影响最明显。

4.胃肠道和肝血流量减少

胃肠道和肝血流量随年龄增长而减少。胃肠道血流量减少可影响药物的吸收速率，故老年人对奎尼丁、氢氯噻嗪的吸收可能减少。肝血流量减少，影响了药物的首过效应，首过效应减弱，对有些主要经肝脏氧化灭活的药物如普萘洛尔等的消除作用减慢，血药浓度升高。所以，老年人在服用此药物时要酌情减量，并仔细观察服药后的不良反应。

（二）药物的分布

药物吸收后随血液循环到各组织器官中的过程叫作药物分布。药物的分布与药物的贮存、蓄积及清除有关，并影响药物的效应。影响药物在体内分布的主要因素有：机体的组成成分、药物与血浆蛋白的结合能力及药物与组织的结合能力等。

1.老年人细胞内液减少

细胞内液的减少使机体总水量减少，导致乙醇、吗啡等水溶性药物的分布容积变小，血药浓度增加。

2.老年人脂肪组织增加

脂肪组织增加，非脂肪组织逐渐减少，导致利多卡因、地西泮类药物、苯巴比妥等脂溶性药物在老年人组织中分布容积变大，半衰期延长，药效持续较久。

3.老年人血浆白蛋白含量减少

血浆白蛋白含量减少，使与血浆白蛋白结合率高的药物游离型成分增加，分布容积变大，药效增强，易引起不良反应，应减少剂量。如抗凝药物华法林与血浆白蛋白结合减少，药物游离浓度增高使其抗凝作用增强，毒性反应增大。因此，老年人使用华法林应减少剂量。

4.药物与血浆蛋白的结合能力改变

由于老年人的脏器功能逐渐衰退，同时患有几种基础疾病，常需要联合服用多种药物。然而，在联合用药时若两种药物出现蛋白结合竞争的现象，尽管其剂量均为正确剂量，但仍然会使其中一种药物的游离浓度增高，向组织分布增加，加大毒性反应。如服用血浆蛋白结合率为99%的双香豆素后，再服用血浆蛋白结合率为98%的保泰松，可使血中双香豆素的游离浓度成倍地增加，其抗凝作用增强，可导致渗血甚至出血不止。

（三）药物的代谢

药物代谢是药物作为一种异物进入体内后，机体动员各种机制使药物从体内消除的重要途径，又称生物转化。肝脏是药物代谢的主要器官，其次是肠、肾、肺及脑等组织。老年人肝血流量和细胞量比成年人低，肝脏微粒体酶系统的活性也随之下降，肝脏代谢速度只有年轻人的65%。因此，药物代谢减慢，半衰期延长，易造成某些主要经肝脏代谢的药物蓄积。经研究表明，老年人使用普萘洛尔、利多卡因、保泰松片和异戊巴比妥后，血药浓度增高，半衰期延长。所以，老年人在服用此类药物时，应当注意减量，一般用成人量的1/3~1/2，用药时间也要延长。

老年人肝脏代谢药物的能力改变不能采用一般的肝功能检查来预测，因为肝功能正常不一定说明肝脏代谢药物的能力正常。血药浓度可反映药物作用的强度，血浆半衰期可作为预测药物作用和用药剂量的适应证，但血浆半衰期并不能完全反映药物代谢、消除过程和药物作用的时间。如长效降压药米诺地尔片，其血浆半衰期为4.2 h，但降压效果可持续3~4 d。这是因为药物与血管平滑肌结合，使其作用持续时间远远超过根据血浆半衰期所预测的时间。

（四）药物的排泄

药物排泄是指药物及其代谢产物经过机体的排泄器官或分泌器官排出体外的

过程。药物排泄的主要器官是肾,其次是胆道、肠道、唾液腺、乳腺、汗腺、肺等。老年人肾功能减退,包括肾小球滤过率降低、肾血流量减少、肾小管的主动分泌功能和重吸收功能降低。这些因素都可导致主要以药物原形经肾排出体外的药物蓄积,表现为药物排泄时间延长、清除率降低。

总之,老年人肾功能减退,血浆半衰期延长,故应注意适当地减少用药剂量,延长给药间隔时间,特别是以原形排泄、窄治疗指数的药物,如地高辛、氨基糖苷类抗生素尤其需要引起注意。老年人如有失水、低血压、心力衰竭或其他病变时,会进一步损害肾功能,故用药应更加小心,最好能监测血药浓度。

二、老年人药效学特点

药物效应动力学简称药效学,是研究药物对机体的作用及作用机制的科学。老年药效学改变是指机体效应器官对药物的反应随老化而发生的改变。老年药效学改变的特点包括以下几点。

(一)药物的敏感性

老年人对大多数药物的敏感性增高,对少数药物的敏感性降低;药物耐受性下降,药物不良反应发生率升高,用药依从性降低。

(二)药物的耐受性

1.多药合用耐受性明显下降

老年人单一用药或少数药物联合用药的耐受性较多药合用好,如利尿药、镇静药、催眠药各一种并分别服用,耐受性较好,能各自发挥预期疗效。但若同时合用,患者不能耐受,容易出现直立性低血压。

2.对易引起缺氧的药物耐受性差

因为老年人呼吸系统、循环系统功能均有降低,应尽量避免使用对呼吸和循环系统有影响的药物。如盐酸哌替啶对呼吸有抑制作用,慎用于呼吸系统功能下降的老年人,禁用于患有慢性阻塞性肺疾病、支气管哮喘、肺源性心脏病等的患者。

3.对排泄慢或易引起电解质紊乱的药物耐受性下降

老年人由于肾调节功能和酸碱代偿能力下降,使机体对排泄慢或易引起电解质紊乱药物的耐受性下降,所以使用该类药物时剂量宜小,间隔时间宜长,还应关注药物的肌酐清除率。

4.对肝有损害的药物耐受性下降

老年人肝功能下降，对肝脏有损害的药物（如异烟肼、利血平片等）的耐受力下降，慎用于老年患者。

5.对胰岛素和葡萄糖耐受力降低

老年人由于大脑耐受低血糖的能力较差，易发生低血糖昏迷。在使用胰岛素过程中，应注意观察低血糖的症状，提早预防低血糖昏迷。

第二节 老年人的用药原则及安全用药的护理

老年人由于各系统器官功能不断衰退，对药物的耐受力有所下降，患病率升高，加之药动学的改变，对药物的敏感性发生变化，药物不良反应发生率升高。因此，老年患者在使用药物时要依据患病的类型、患者的自身情况等来调整给药方案，选择最佳制剂，以确保安全、有效地用药。

药物不良反应（ADR）是指在常规剂量情况下，由于药物或药物相互作用而发生与防治目的无关的、不利或有害的反应，包括药物不良反应、毒效应、变态反应、继发反应和特异性遗传素质有关的反应等。

一、老年人常见的药物不良反应

（一）精神症状

中枢神经系统易受药物作用的影响。老年人的中枢神经系统对某些药物的敏感性增高，可导致神经系统的毒性反应，如吩噻嗪类、洋地黄类、降压药和吲哚美辛片等可引起老年抑郁症；阿尔茨海默病患者使用中枢性抗胆碱药、左旋多巴片或盐酸金刚烷胺，会使动脉硬化，可加重痴呆症状。长期使用咖啡碱、氨茶碱等可导致精神不安、焦虑或失眠。长期服用巴比妥类镇静催眠药可致惊厥，产生身体及精神依赖性，停药会出现戒断症状。

（二）直立性低血压

老年人血管运动中枢的调节功能老化减退，压力感受器发生功能障碍，即使没有药物的影响，也会因为体位的突然改变而出现头晕的症状。降压药、三环类抗抑郁药、利尿药、血管扩张药特别容易引起直立性低血压，如卡托普利、盐酸哌唑嗪、氢氯噻嗪片、氯丙嗪等应当慎用。

（三）耳毒性

老年人易受药物的影响产生耳鸣、耳聋等耳蜗损害症状和眩晕、头痛、恶心、共济失调等前庭反应。由于耳毛细胞损害后难以再生，故可产生永久性耳聋；年老体弱者应用氨基糖苷类抗生素和多黏菌素可致听神经损害。因此，老年人最好不使用此类抗生素和其他影响内耳功能的药物，如必须使用应酌情减量。

（四）尿潴留

三环类抗抑郁药和抗帕金森病药均有副交感神经阻滞作用，老年人使用这类药物可引起尿潴留，特别是伴有膀胱颈病变及前列腺增生的老年人更易发生。除此之外，M受体拮抗剂也可导致尿潴留。所以在使用三环类抗抑郁药时应从小剂量开始逐渐加量。患有前列腺增生的老年人，使用强效利尿药也可引起尿潴留，应当慎用，如呋塞米、依他尼酸片等。

（五）药物中毒

老年人各个重要器官的生理功能逐渐减退，60岁以上老年人的肾排毒功能和肝血流量比年轻时均有所下降，解毒功能也相应降低。因此，老年人用药容易产生肝毒性反应和肾毒性反应。

（六）心律失常

由于老年人心功能减退，心排血量减少，窦房结内起搏细胞数量少，心脏传导系统障碍，所以有些药物在应用时，若选择的剂量不当或伴有其他基础疾病，可导致心律失常，如奎尼丁、阿托品、麻黄碱、洋地黄、吗啡等类药物。

二、导致老年人药物不良反应发生的原因

研究表明,老年人药物不良反应的发生率为15.4%,是年轻人的2~7倍。老年人药物不良反应的发生率不仅比年轻人高,而且一旦发生,症状还较年轻人重,甚至导致死亡。其原因如下。

(一)同时接受多种药物治疗

现已证实老年人药物不良反应的发生率与用药种类呈正相关。老年人常患多种慢性疾病,需要多种药物联合治疗,导致药物之间易出现相互作用。

(二)药动学和药效学改变

由于老年药动学改变,老年人的有效血药浓度发生变化,导致药物作用增强或减弱。在药效欠佳时,常加大剂量进行治疗,造成药物不良反应的发生率增高;老年人中枢神经系统功能有所减退,对某些药物特别敏感,如镇静药易引起中枢过度抑制。另外,老年人的水、钠调节及药物代谢能力下降,也可影响药物的排泄,造成药物不良反应发生率的增高。

(三)滥用非处方药

有些老人缺乏医药知识,擅用、滥用滋补药、保健药品、维生素和抗衰老药,用药的次数和剂量不当,易产生药物的不良反应,导致药物中毒。

三、老年人的用药原则

WHO在1985年将合理用药定义为:合理用药要求患者接受的药物适合其临床的需要,药物剂量应符合患者的个体的要求,疗程适当,所耗经费对患者和社会均属最低。合理用药的基本前提是安全用药,要提高老年人安全用药的概率,就要遵循一定的用药原则。

(一)受益原则

受益原则首先要求老年人用药要有明确的适应证,确保对自身有作用。其次,要求用药的受益/风险的比值>1,只有治疗好处大于风险的情况下才可用药;

有适应证而用药的受益/风险的比值<1者不用药，同时选择疗效确切而毒效应及副作用小的药物。例如，无危险因素的非瓣膜性心房颤动的成年人，采用抗凝治疗并发生出血危险的每年约1.3%，而未采用抗凝治疗每年发生脑卒中的仅0.6%。因此，对这类患者不用采用抗凝治疗。选择药物时要考虑到患者的既往疾病及各器官的功能情况，对有些病症可以不用药物治疗的则不要急于用药，如失眠、多梦，可通过避免晚间过度兴奋的因素来改善，如抽烟、喝浓茶、喝咖啡等。

（二）5种药物原则

许多老年人平均同时患有几种疾病，常多药联合使用，平均用药达9种，多者甚至达到36种。过多使用药物不仅增加经济负担，还增加药物的相互作用。研究表明2种药合用可使药物的相互作用增加6%；5种增加50%；8种增加100%。40%非卧床老年人处于药物相互作用的危险之中，其中27%的老年人处于严重危险中。联合用药的种类越多，药物不良反应发生的可能性越高。对患有多种疾病的老年人，不宜盲目地应用多种药物，可单用药物时绝不联用多种药物，用药种类尽量简单，最好5种以下，治疗时分轻重缓急，注意药物间潜在的相互作用。执行5种药物原则时要注意以下几点。

①了解药物的局限性：许多老年性疾病相应的治疗效果较差，若用药过多，药物不良反应的危害反而大于疾病本身。

②抓主要的矛盾，选主要的药物治疗：应考虑终止疗效不明显、耐受差、未按医嘱服用的药物，病情不稳定可适当增加药物的种类，病情稳定后再遵守5种药物原则。

③选用具有兼顾治疗作用的药物：如高血压合并心绞痛者，可选用β受体阻滞剂及钙通道阻滞剂；高血压合并前列腺增生者，可用α受体拮抗剂。

④重视非药物治疗：老年人并非所有自觉症状、慢性病都需药物治疗，如轻度消化不良、睡眠欠佳等，只要注意饮食卫生、情绪平稳均可避免用药；治疗过程中若病情好转、治愈或达到疗程时应及时减量或停药。

⑤减少和控制服用保健食品：一般健康老年人不需要服用保健食品。体弱多病的老年人，要在医师的指导下适当地服用保健食品。

（三）小剂量原则

《中华人民共和国药典》规定老年人用药量为成人量的3/4；一般开始用成人量的1/4～1/3，然后根据临床效果调整剂量，直到疗效满意而无药物不良反应为止。剂量要准确适宜，老年人用药要遵循从小剂量开始逐渐达到最佳剂量的原则。老年人用药剂量的确定要因人而异，主要根据老年人的年龄、健康状况、治疗反应等进行综合考虑。有学者提出，从50岁开始，每增加1岁，剂量应比成人药量减少1%。只有把药量掌握在最低有效量，才是老年人的最佳用药剂量。

（四）择时原则

择时原则即根据时间生物学和时辰药理学的原理，选择最合适的用药时间进行治疗，以提高疗效和减少毒效应及副作用。进行择时治疗时，主要根据疾病的发作、药代动力学和药效学的昼夜节律变化来确定最佳用药时间。因为许多疾病的变化都具有昼夜节律性，例如：夜间容易发生变异型心绞痛、脑血栓和哮喘，类风湿关节炎常在清晨出现晨僵，等等。药代动力学也有昼夜节律性。所以，治疗变异型心绞痛主张睡前用长效钙通道阻滞剂，治疗劳力性心绞痛应早晨用长效硝酸盐、β受体阻滞剂及钙通道阻滞剂；格列苯脲片、格列喹酮片在饭前半小时用药，二甲双胍应在饭后用药，阿卡波糖与食物同服。

（五）暂停用药原则

老年人在用药期间，应密切观察，一旦出现新的症状，应考虑为药物的不良反应或是病情进展。前者应停药，后者则应加药。对于服药的老年人出现新的症状，停药受益可能多于加药受益。因此，暂停用药是现代老年病学中最简单、有效的干预措施之一。

四、老年人安全用药的护理

随着老年人年龄的增长，记忆力的减退，学习新事物的能力下降，对药物的治疗目的、用药时间、用药方法常不能正确理解，影响用药安全和药物治疗的效果。因此，指导老年人正确用药是护士的一项重要工作。

（一）定期全面评估老年人的用药情况

1. 用药史

详细评估老年人的用药史，建立完整的用药记录，包括既往和现在的用药记录、药物过敏史、引起不良反应的药物及老年人对药物的了解情况。

2. 各系统老化程度

仔细评估老年人各脏器的功能情况，特别是肝、肾功能的生化指标。

3. 用药能力和作息时间

包括视力、听力、阅读能力、理解能力、记忆力、吞咽能力、获取药物的能力、发现不良反应的能力和作息时间。

4. 心理-社会状况

了解老年人的文化程度、饮食习惯、家庭经济状况、对治疗方案和护理计划的认识程度和满意度、家庭的支持情况，对药物有无依赖、期望及恐惧等心理。

（二）密切观察和预防药物的不良反应

老年人药物不良反应的发生率高，护士要密切地观察和预防药物的不良反应，保障老年人的用药安全。

1. 密切观察药物的不良反应

要注意观察老年人用药后可能出现的不良反应，并及时处理。如对使用降压药的老年患者，要注意提醒其站立、起床时动作要缓慢，避免引发直立性低血压。

2. 注意观察药物的矛盾反应

老年人在用药后容易出现药物矛盾反应，即用药后出现与用药治疗效果相反的特殊不良反应。如用硝苯地平治疗心绞痛反而加重心绞痛，甚至诱发心律失常。所以用药后要细心地观察，一旦出现不良反应要及时停药、就诊，根据医嘱改服其他药物，保留余药。

3. 用药从小剂量开始

老年人用药一般从成年人剂量的1/4开始，逐渐增加至1/3→1/2→2/3→3/4。同时要注意个体差异，在治疗过程中要求连续性观察，一旦发现不良反应，及时协助医师处理。

4.选用便于老人服用的药物剂型

对吞咽困难的老人不宜选用片剂、胶囊制剂，宜选用液体剂型，如冲剂、口服液等，必要时也可选择注射给药。胃肠功能不稳定的老年人不宜服用缓释剂，因为胃肠功能的改变影响缓释药物的吸收。

5.规定适当的用药时间和用药间隔时间

根据老年人的用药能力、生活习惯，给药方式要尽可能简单。当口服药物与注射药物疗效相似时，宜选择口服给药。由于许多食物和药物同时服用会导致相互作用而干扰药物的吸收，如含钠基或碳酸钙的制剂不可与牛奶或其他富含维生素D的食物一起服用，以免刺激胃液过度分泌或造成血钙、血磷过高。此外，如果给药间隔时间过长达不到治疗效果，而频繁地给药又容易引起药物中毒。因此，在安排用药时间和用药间隔时间时，既要考虑老年人的作息时间，又应保证有效的血药浓度。

6.其他预防药物不良反应的措施

老年人因种种原因易出现用药依从性较差的情况，因此当药物未达到预期疗效时，要仔细地询问患者是否按医嘱用药。对长期服用某一种药物的老年人，要注意监测其血药浓度。对老年人所用的药物剂量要进行认真记录并注意保存。

（三）提高老年人的用药依从性

老年慢性病治疗效果不佳，除病因、发病机制不明，缺乏有效的治疗药物外，还有一个不容忽视的问题，就是老年人的用药依从性差。其原因主要有：老年人的记忆力减退，容易忘记用药或错用药；经济收入减少，生活相对拮据；担心药物产生不良反应；家庭、社会的支持不够；等等。提高老年人的用药依从性的护理措施如下。

1.加强药物护理

①住院的老年人：护士应严格执行给药操作规程，按时将早晨空腹服、饭前服、饭中服、饭后服、睡前服的药物分别送到老年人床前，并协助其服下。

②出院带药的老年人：护士要通过口头和书面的形式，向老年人解释药物名称、剂量、用药时间、作用和不良反应。用较大字体的标签注明用药剂量和时间，以便老年人识别。

③空巢、独居的老年人：护士可将每天需要服用的药物装在塑料盒内，盒子

有4个小格，每个小格标明用药的时间，并将药品放置在醒目的位置，促使老年患者养成按时用药的习惯。此外，社区护士定期到老年人家中清点剩余药片的数目，有助于提高老年人的用药依从性。

④精神异常或不配合治疗的老年人：护士须协助和督促老年人用药，并确定其是否将药物服下。老年人若在家中，应要求家属配合做好协助督促工作，可通过电话追踪确定老年人的用药情况。

⑤吞咽障碍与神志不清的老年人：一般通过鼻饲给药。

⑥使用外用药物的老年人：护士应向老年人详细说明外用药物的名称、用法及用药时间，在盒子外贴红色标签，注明外用药物不可口服，并告知家属。

2.开展健康教育

护士可借助宣传媒介，采取专题讲座、小组讨论、发宣传材料、个别指导等综合性教育方法，通过门诊教育、住院教育和社区教育三个环节紧密相扣的全程健康教育实施计划，反复强化老年人循序渐进地学习疾病相关知识、药物的作用及自我护理技能，提高老年人的自我管理能力，促进其用药依从性。

3.建立合作性护患关系

护士要鼓励老年人参与治疗方案与护理计划的制订，邀请老年人谈论对病情的看法和感受，倾听老年人的治疗意愿，注意老年人对治疗费用的关注。与老年人建立合作性护患关系，使老年人对治疗充满信心，形成良好的治疗意向，促进其用药依从性。

4.行为的治疗措施

①行为监测：建议老年人记用药日记、病情自我观察记录等。

②刺激与控制：将老年人的用药行为与日常的生活习惯联系起来，如设置闹钟提醒用药时间。

③强化行为：当老年人的用药依从性好时及时给予肯定，其用药依从性差时当即指出问题。

5.指导老年人正确保管药品

定期整理药柜，保留常用药和正在服用的药物，丢弃过期变质的药物。

（四）加强用药的健康指导

1.加强老年人用药的解释工作

护士要以老年人能够接受的方式，向其解释药物的种类、名称、用药方式、用药剂量、药物作用、不良反应和期限等。必要时以书面形式，在药袋上用醒目的颜色标明用药的注意事项。此外，要反复地强调正确用药的方法和意义。

2.鼓励老年人首选非药物性措施

指导老年人如果能以其他的方式缓解症状，就暂时不要用药，如失眠、便秘和疼痛等，应先采用非药物性措施解决，将药物中毒的危险性降至最低。

3.指导老年人不随意购买及服用药物

一般健康老年人不需要服用保健食品、保健药品、抗衰老药和维生素。只要注意调节好日常饮食，注意营养搭配，科学地安排生活，保持平衡的心态，就可达到健康的目的。对体弱多病的老年人，要在医师的指导下，辨证论治，适当地服用保健食品。

4.加强家属的安全用药教育

对老年人进行健康指导的同时，还要重视对其家属进行有关安全用药知识的教育，使他们学会正确地协助和督促老年人用药，防止因用药不当发生意外。

参考文献

[1]沈燕,杜沂岚,王玉梅,等.实用临床护理实践[M].北京:科学技术文献出版社,2019.

[2]杜永秀,朱金英,张惠,等.临床护理基础与操作规范[M].郑州:河南大学出版社,2019.

[3]关玉霞,杨晓艳,郭芝学.护理基础教程[M].北京:中华医学电子音像出版社,2019.

[4]马靖靖,赵翠艺,张晓云,等.实用临床基础护理技术[M].北京:科学技术文献出版社,2019.

[5]夏五妹,王娟,谭雪梅,等.现代基础护理技术与临床实践[M].郑州:河南大学出版社,2019.

[6]刘培兰,陈忠英,吴端兰.现代护理基础与实践[M].北京:世界图书出版公司,2019.

[7]明艳,王雪,汤优优.临床护理实践[M].北京:科学技术文献出版社,2019.

[8]赵倩,王瑛瑛,隋秀红.现代临床护理实践[M].北京:科学技术文献出版社,2019.

[9]蒙黎,王桂花,郭艳梅,等.现代临床护理实践[M].北京:科学技术文献出版社,2018.

[10]赵霞.临床外科护理实践[M].武汉:湖北科学技术出版社,2018.

[11]赵风琴.现代临床内科护理与实践[M].汕头:汕头大学出版社,2019.

[12]邓蓉,龚兴平,全艳丽,等.现代临床护理实践[M].北京:科学技术文

献出版社，2017.

[13]孔祥亮，房佩虹，王碧珍，等．临床护理学基础与护理实践[M]．北京：科学技术文献出版社，2019.

[14]齐艳秋，门晓冰，丁坤．现代基础护理实践[M]．北京：科学技术文献出版社，2019.

[15]陈湘玉．基础护理学[M]．3版．南京：江苏科学技术出版社，2018.

[16]刘珊，王秀清．老年护理学[M]．北京：化学工业出版社，2019.

[17]单强，韩霞，李洪波，等．常见疾病诊治与护理实践[M]．北京：科学技术文献出版社，2018.

[18]胡雪．实用临床内科护理实践[M]．天津：天津科学技术出版社，2018.

[19]申雪花，董建萍，赵素英，等．护理学基础与各科护理实践[M]．北京：科学技术文献出版社，2018.